Paul C. M. Baartmans / Veronika Geng
Qualität nach Maß

Verlag Hans Huber
Programmbereich Pflege

D1734315

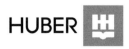

Bücher aus verwandten Sachgebieten

Pflegemanagement

Applebaum/Straker/Geron
Patientenzufriedenheit
2004. ISBN 3-456-83844-1

Broome
Change Management in der Pflege
2000². ISBN 3-456-83402-0

Darley (Hrsg.)
Kommunikationsmanagement
2006. ISBN 3-456-84079-9

Dykes/Wheeler (Hrsg.)
**Critical Pathways – Interdisziplinäre
Versorgungspfade**
2002. ISBN 3-456-83258-3

Gebert/Kneubühler
**Qualitätsbeurteilung und Evaluation der
Qualitätssicherung in Pflegeheimen**
2003². ISBN 3-456-83934-0

Haubrock/Schär (Hrsg.)
**Betriebswirtschaft und Management im
Krankenhaus**
2006⁴. ISBN 3-456-83943-X

Heering (Hrsg.)
Das Pflegevisiten-Buch
2004. ISBN 3-456-84094-2

JCAHO (Hrsg.)
Ergebnismessung in der Pflegepraxis
2002. ISBN 3-456-83826-3

Johnson (Hrsg.)
Interdisziplinäre Versorgungspfade
2002. ISBN 3-456-83315-6

Leuzinger/Luterbacher
Mitarbeiterführung im Krankenhaus
2000³. ISBN 3-456-83434-9

Loffing/Geise
Personalentwicklung in der Pflege
2005. ISBN 3-456-84239-2

Loffing/Geise (Hrsg.)
**Management und Betriebswirtschaft in
der ambulanten und stationären Alten-
pflege**
2005. ISBN 3-456-84189-2

Manthey
Primary Nursing
2005². ISBN 3-456-84158-2

Matthews/Whelan
Stationsleitung
2002. ISBN 3-456-83373-3

Offermann
**Selbst- und Qualitätsmanagement für
Pflegeberufe**
2002. ISBN 3-456-83679-1

Poser/Ortmann/Pilz
Personalmarketing in der Pflege
2004. ISBN 3-456-84002-0

Poser/Schlüter
**Mediation für Pflege- und Gesundheits-
berufe**
2005. ISBN 3-456-84248-1

Poser/Schneider (Hrsg.)
Leiten, Lehren und Beraten
2005. ISBN 3-456-84207-4

Schroeder
**Qualitätsentwicklung im Gesundheits-
wesen**
1998. ISBN 3-456-82794-6

Walton
Selbst- und Stationsmanagement
2004. ISBN 3-456-83354-7

Zapp (Hrsg.)
Controlling in der Pflege
2004. ISBN 3-456-83846-8

Weitere Informationen über unsere Neuerscheinungen finden Sie im Internet
unter: www.verlag-hanshuber.com oder per E-Mail an: verlag@hanshuber.com.

Paul C. M. Baartmans
Veronika Geng

Qualität nach Maß

Entwicklung und Implementierung von Qualitätsverbesserungen im Gesundheitswesen

2., vollständig überarbeitete und erweiterte Auflage

Verlag Hans Huber

Paul C. M. Baartmans
MHSc, MBA, RN, Gesundheitswissenschaftler
Paul Baartmans Consulting
Kirchweg 34
CH-5420 Ehrendingen
E-Mail: pbconsulting@bluewin.ch

Veronika Geng
MNSc (c), RN, Beraterin für Qualität, Infektionsprävention und Hygiene
Eduard Huber Strasse 8
CH-6022 Grosswangen
E-Mail: v.geng@bluewin.ch

Lektorat: Jürgen Georg, Michael Herrmann
Herstellung: Daniel Berger
Titelillustration: pinx. Winterwerb und Partner,
Design-Büro, Wiesbaden
Umschlag: Atelier Mühlberg, Basel
Satz: Veronika Geng
Druck und buchbinderische Verarbeitung: AZ
Druck und Datentechnik GmbH, Kempten
Printed in Germany

Bibliographische Information der Deutschen
Bibliothek
Die Deutsche Bibliothek verzeichnet diese
Publikation in der Deutschen Nationalbiblio-
grafie; detaillierte bibliografische Angaben sind
im Internet unter http://dnb.de abrufbar.

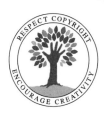

Anregungen und Zuschriften bitte an:
Verlag Hans Huber
Hogrefe AG
Lektorat: Pflege
z.Hd.: Jürgen Georg
Länggass-Strasse 76
CH-3000 Bern 9
Tel: 0041 (0)31 300 4500
Fax: 0041 (0)31 300 4593
E-Mail: juergen.georg@hanshuber.com
Internet: www.verlag-hanshuber.com

2., vollst. überarb. u. erg. Auflage 2006.
© 2000 / 2006 by Verlag Hans Huber,
Hogrefe AG, Bern
ISBN 3-456-84319-4

Inhaltsverzeichnis

Anmerkung der Autoren

In diesem Buch werden häufig die Begriffe Patient, Pflegende, Mitarbeiter, Wissenschaftler, Leistungserbringer, Experte usw. genannt. Selbstverständlich sind damit immer beide Geschlechter gemeint.

Geleitwort zur 2. Auflage

*Vertrauen Sie denen, die nach der Wahrheit suchen,
und misstrauen Sie denen, die sie gefunden haben.*
Andrè Guide

Seit der 1. Auflage dieses Buches sind einige Jahre vergangen, und die Qualitätsentwicklung in den Gesundheitseinrichtungen ist sehr vorangeschritten.
Das Thema «Qualität und Qualitätsmessung» findet sich in der Fachliteratur sowohl in Fachjournalen als auch in Lehrbüchern wieder. Fachgesellschaften publizieren Richtlinien und Standards, evidenzbasierte Medizin steht nach wie vor hoch im Kurs. Umso stärker benötigt die Praxis ein Handbuch, das einem hilft, Qualität und deren Überprüfung zu verstehen. Ein Buch, das einem eine Anleitung zur Erstellung der Standards bietet.

Schon in der ersten Ausgabe ihres Buches «Qualität nach Mass» haben Veronika Geng und Paul Baartmans diesen Anforderungen Rechnung getragen. In der neuen, überarbeiteten Auflage wurden nun viele Kapitel erweitert und mit vielen nützlichen Hintergrundinformationen angereichert. Inhalte wurden aktualisiert und ausgebaut. Alles in allem liegt mit der 2. Auflage nun ein Handbuch vor, das vielen bei der Implementierung von Qualitätssystemen helfen wird, aber auch dem interessierten Leser einen schnellen Überblick über die sehr komplexe Thematik verschaffen kann.

Ich denke, dass mit dieser Ausgabe des Qualitätsbuches abermals ein praxisorientiertes, fundiertes Handbuch zur Verfügung steht, mit dem sich auch Neulinge auf dem Gebiet des Qualitätsmanagements schnell zurecht finden werden. In diesem Sinne wünsche ich der 2. Auflage viel Erfolg und hoffe, dass die Anwendung dieses Buches zur Erstellung und Überprüfung von Standards in vielen Kliniken und anderen Gesundheitseinrichtungen führen wird.

Nicht zuletzt wünscht sich jeder von uns eine standardisierte Diagnostik oder Therapie, sollte er einmal medizinische Hilfe in Anspruch nehmen müssen. Mein persönliches Vertrauen in die Medizin richtet sich nicht nur nach dem Fachwissen des Arztes, Therapeuten oder der Pflegeperson sondern auch nach der Standardisierung dieses Wissens in der Praxis und den Teams.

Christian Conrad; RN, ICP, MPH

Spitalhygiene und Epidemiologie
Kantonsspital
CH-8208 Schaffhausen

E-Mail: christian.conrad@kssh.ch

Vorwort der Autoren zur 1. Auflage

Qualitätssicherung und -förderung oder, modern ausgedrückt, Qualitätsmanagement hat auch im Gesundheitswesen Einzug gehalten. Viele Theorien und Möglichkeiten zeigen auf, weshalb oder warum, wie und durch wen Qualitätsmanagement betrieben werden soll – und dies alles auch noch unter zunehmendem Kostendruck.

Viele Qualitätsmanagementsysteme sind auf den Markt gekommen, ganze Abteilungen für Qualität und Qualitätsmanagement wurden ins Leben gerufen. Die Autoren waren damit konfrontiert, wie man im Rahmen vorhandener oder nur gering erweiterbarer Ressourcen Qualitätssicherung und -förderung betreiben kann.

So kam es zu einer ersten Auseinandersetzung mit dem Thema der handlungsspezifischen Qualitätskriterien/Standards. Diese Auseinandersetzung brachte für uns einiges an Klarheit in den gesamten Begriffsdschungel über Standards und Kriterien, und es wurde der Begriff des Qualitätsstandards geboren. Des Weiteren wurde ein System entwickelt, mit dem man auf verschiedenen Ebenen zu diversen Themen die Qualität sichern, aber auch fördern kann: das BAGE-Modell$^{©}$. Es handelt sich dabei um ein praxisorientiertes, mit wissenschaftlichen Erkenntnissen hinterlegtes Modell.

Viele Fragen haben uns zu der Methode der Entwicklung und Umsetzung von Qualitätsstandards erreicht. So wurden auch die Frage nach Unterlagen oder Informationen deponiert. Aus diesen Bedürfnissen heraus entstand die Idee, eine Publikation über das BAGE-Modell$^{©}$ zu schreiben.

Während der Arbeit an dem vorliegenden Buch durften wir vielseitige Unterstützung entgegennehmen. Vielen Personen gebührt unser Dank, dass sie uns ermutigten, an dem Thema zu bleiben, sodass es überhaupt zu diesem Werk kommen konnte.

Unser Dank gilt:
* Enrico Meuli, Pflegedirektor des Schweizer Paraplegiker-Zentrums Nottwil für die Möglichkeit der Umsetzung der Erkenntnisse, welche wir mit der Entwicklung von handlungsspezifischen Qualitätskriterien gewonnen haben. Diese handlungsspezifischen Qualitätskriterien waren die Grundsteinlegung für das heute vorliegende BAGE-Modell$^{©}$.
* dem Schweizer Paraplegiker-Zentrum Nottwil für die Nutzung der Infrastruktur, die zur Erstellung des Buchskripts notwendig war.
* Louk Hollands, der uns mit hilfreichen Ratschlägen zur Seite stand und uns ermunterte, diesen Schritt zu wagen.
* Christian Conrad für das Vorwort und die konstruktiven Diskussionen, welche wir mit ihm führen konnten.
* Christine Schneider für die kritische Durchsicht des Inhalts und die konstruktiven Anmerkungen.

- und last but not least Karin Baartmans, für ihre Geduld, Samstage oder Sonntage immer wieder alleine zu verbringen, und ihr Glaube an das gute Gelingen, wenn wir am Buch gearbeitet haben.

Grosswangen und Oberehrendingen, im Februar 2000

Veronika Geng und Paul C. M. Baartmans

Vorwort der Autoren zur 2. Auflage

Die Entwicklungen des immer noch hochaktuellen Themas „Qualitätsmanagement im Gesundheitswesen" sind nicht stehen geblieben. Berichte des Medizinischen Instituts der Vereinigten Staaten, wie «To Err is Human – Building a safer Health System» (1999), und die Antwort darauf, «Crossing the Quality Chasm – A new Health System for the 21th Century» (2001), verursachten eine gewaltige Bewegung in der Qualitätsszene, jedoch nicht nur in Amerika.

Neue Erkenntnisse, innovative Projekte und Implementierungsformen haben die Qualitätsdimensionen auf eine andere Ebene gebracht. Dieses neue Qualitätsverständnis oder Qualitätsselbstverständnis, kombiniert mit unseren Erfahrungen im Qualitätsmanagement, waren Auslöser für neue Qualitätsgedanken. Dies in Kombination mit den überaus positiven Rückmeldungen zur Praktikabilität der vermittelten Inhalte des Buches und zu den von uns selbst durchgeführten Projekten. Unsere eigene Weiterqualifikation hat uns dazu veranlasst, eine vollständige und erweiterte Überarbeitung des Buches vorzunehmen.

Wir hoffen, dass die Erkenntnisse in «Qualität nach Mass – Entwicklung und Implementierung von Qualitätsverbesserungen im Gesundheitswesen», die Leserinnen und Leser dazu ermuntern, Qualität als ständige Herausforderung zu sehen, bessere Leistungen im Gesundheitswesen zu erbringen.

Freunde und Angehörige haben uns bei unseren Entwicklungsprozessen und der Entwicklung des Buches begleitet. Spezieller Dank gilt Karin und Sophie Baartmans, Christian Conrad, Louk Hollands und Dietrich Leder, die uns mit kritischen Diskussionen und Feedbacks zur Optimierung und bei der Erweiterung des Buches unterstützt haben.

Grosswangen und Ehrendingen, im Oktober 2005

Veronika Geng und Paul C. M. Baartmans

Einleitung

Qualitätsmanagement – Wo stehen wir heute?

In den europäischen Ländern wurden seit den 1990er-Jahren des vergangenen Jahrhunderts verschiedene Gesetze wie auch Bestimmungen in Kraft gesetzt, in denen Qualität sowie deren Sicherung und Förderung zentrale Themen sind. Auslöser für diese Aktivitäten war das Programm «Gesundheit für alle im Jahre 2000», welches die Weltgesundheitsorganisation (WHO), Regionalbüro Europa, anfangs der 1980er-Jahre initiierte. In diesem Rahmen wurden 38 Einzelziele für das Gesundheitswesen der Mitgliedstaaten verabschiedet. Das Ziel Nr. 31 dieses Programms lautete: «Bis zum Jahr 2000 soll es in allen Mitgliedstaaten Strukturen und Verfahren geben, die gewährleisten, dass die Qualität der Gesundheitsversorgung laufend verbessert und Gesundheitstechnologien bedarfsgerecht weiterentwickelt und eingesetzt werden.» Dieses Ziel hat dazu geführt, dass zum Beispiel in den Niederlanden, der Schweiz, Spanien, Italien, Deutschland, Österreich und Frankreich Qualitätsforderungen in der Gesundheitsgesetzgebung verankert wurden. Daraus ergibt sich die gesetzliche Verpflichtung für die Leistungserbringer im Gesundheitswesen, Qualität als festen Bestandteil ihrer Bemühungen zu sehen.

So wurden in der Bundesrepublik Deutschland das Gesundheitsstrukturgesetz und das Gesundheitsreformgesetz in Kraft gesetzt. Eine Forderung, welche in diesem Zusammenhang im 5. Sozialgesetzbuch § 70 auftritt, lautet:

«Die Leistungserbringer haben eine bedarfsgerechte, regelmässige und neueste Erkenntnisse einbeziehende Versorgung des Patienten zu gewährleisten. Ausserdem sollte diese Versorgung ausreichend, zweckmässig, das Notwendige nicht überschreitend, wirtschaftlich und human sein» (Goerres, 1999).

In weiteren Artikeln der Sozialgesetzgebung wird für den stationären Bereich, einschliesslich der Vorsorge- und Rehabilitationseinrichtungen, die Beteiligung an Massnahmen zur Qualitätsicherung gefordert, um vergleichende Qualitätsprüfungen durchführen zu können.

In der Schweiz forderte das Krankenversicherungsgesetz (KVG) und die dazugehörige Verordnung bereits 1995 in verschiedenen Artikeln Massnahmen zur Qualität sowie zur Qualitätssicherung und -förderung. So lautet der Artikel 58 des Gesetzes:

[1]Der Bundesrat kann nach Anhören der interessierten Organisationen systematische wissenschaftliche Kontrollen zur Sicherung der Qualität oder des zweckmässigen Einsatzes der von der obligatorischen Krankenpflegeversicherung übernommenen Leistungen vorsehen.

[2]Er kann die Durchführung der Kontrollen den Berufsverbänden oder anderen Einrichtungen übertragen.

[3]Er regelt, mit welchen Massnahmen die Qualität oder der zweckmässige Einsatz der Leistungen zu sichern oder wiederherzustellen ist.»

Artikel 77 der Verordnung zum KVG lautet:

«[1]Die Leistungserbringer oder deren Verbände erarbeiten Konzepte und Programme über die Anforderungen an die Qualität der Leistungen und die Förderung der Qualität. Die Modalitäten der Durchführung (Kontrolle der Erfüllung und Folgen der Nichterfüllung der Qualitätsanforderungen sowie Finanzierung) werden in den Tarifverträgen oder in besonderen Qualitätssicherungsverträgen mit den Versicherern oder deren Verbänden vereinbart. Die Bestimmungen haben den allgemein anerkannten Standards zu entsprechen, unter Berücksichtigung der Wirtschaftlichkeit der Leistungen.

[2]Die Vertragsparteien sind verpflichtet, das Bundesamt für die Sozialversicherung (BSV) über die jeweils gültigen Vertragsbestimmungen zu informieren. Das BSV kann über die Durchführung der Qualitätssicherung eine Berichterstattung verlangen.

[3]In den Bereichen, in denen kein Vertrag abgeschlossen werden konnte oder dieser nicht den Anforderungen von Absatz 1 entspricht, erlässt der Bundesrat die erforderlichen Bestimmungen. Er hört zuvor die interessierten Organisationen an.»

Die Aktualität dieser Gesetze und Bestimmungen wird grösstenteils durch die «drohende Unbezahlbarkeit» des Gesundheitswesens bestimmt. Es besteht eine zunehmende Notwendigkeit, das Gesundheitswesen gezielter steuern zu können, insbesondere aus dem Blickwinkel finanziell-wirtschaftlicher Motive (Hollands, 1998). Dies führt dazu, dass vor allem Kostenträger (Krankenversicherungen) und Leistungserbringer in Pflege, Medizin und Therapie als auch deren Berufsgruppen nach Methoden und Techniken suchen, um diese Expansion «beherrschbar» zu machen. Diese Beherrschung sollte die Qualität allerdings nicht negativ beeinflussen.

Inzwischen hat die WHO, Regionalbüro Europa, im Rahmen der Weiterentwicklung der Gesundheitsstrategien für die Bevölkerung neue Zielsetzungen für die Gesundheit publiziert. Das Ziel 15, Management der Versorgungsqualität, lautet: «Bis zum Jahr 2010 müssen die Mitgliedstaaten im Gesundheitssektor garantieren, dass sich das Gesundheitsmanagement von bevölkerungsorientierten Gesundheitsprogrammen zu einer Orientierung auf die individuelle Patientenversorgung im klinischen Bereich entwickelt. Dies im Speziellen im Hinblick auf die Gesundheitsergebnisse » (WHO, 1999). Ein Beispiel in der Schweiz für die Umsetzung dieser Forderungen sind die Messungen des Vereins Outcome (Frank, 2005). Dieser Verein führt patientenorientierte Qualitätsmessungen in den akutsomatischen Spitälern der Kantone Zürich, Bern, Aargau und Solothurn durch. Mit diesen Zahlen sollten mittelfristig die Qualität der Leistungen und die Lebensqualität der Patienten verbessert werden.
Obwohl die gesetzlichen Forderungen als auch die Bemühungen der Institutionen um Qualität in der Gesundheitsversorgung vorhanden sind und viele Aktionen initiiert

und auch umgesetzt wurden, sind sich die am Gesundheitswesen beteiligten Verbände und Organisationen sowie Institutionen über das notwendige Qualitätslevel und die dazugehörigen Umsetzungsprozesse nicht einig. Viele der Aktivitäten im Qualitätsmanagement wurden auf die Erfüllung von Standards, auf das Erreichen von Zertifizierungen sowie die Implementierung von Qualitätsmanagementsystemen ausgerichtet. Dabei wurde ausser Acht gelassen, dass es sich hierbei primär um Methoden und Instrumente mit dem Ziel handelt, das Konzept der kontinuierlichen Verbesserung zu erreichen.

Dies entspricht auch der Qualitätsvorstellung der Weltgesundheitsorganisation (WHO). Qualität heisst hervorragende Leistung, und Qualitätsentwicklung sollte nicht als administrative Kontrolle zur Erfüllung eines vordefinierten Qualitätsniveaus gesehen werden. Sie ist ein dynamischer Prozess, der dazu anregen soll, kontinuierliche innovative Verbesserungen der gesundheitsrelevanten Ergebnisse zu erreichen (WHO, 1999).

Ziel dieses Buches

Das überarbeitete Buch «*Qualität nach Mass – Entwicklung und Implementierung von Qualitätsverbesserungen im Gesundheitswesen*» bietet für Personen im Gesundheitswesen aller Hierarchiestufen eine Grundlage für die Auseinandersetzungen mit den Themen Qualitätsverbesserung, Standardisierung und Optimierung sowie mit Qualitätsmanagement und den dazugehörigen Instrumenten, wie beispielsweise die so genannten Qualitätsstandards oder das Benchmarking.

Dazu werden im ersten Kapitel die notwendigen Definitionen und Begriffe erläutert und in Verbindung zum Buchinhalt gebracht.

Kapitel 2 befasst sich mit den Methoden der Qualitätsverbesserungen. So werden die Standardisierung und Optimierung als mögliche Qualitätsverbesserungsmethode differenziert. Des Weiteren werden Qualitätsmanagementsysteme (TQM, ISO und EFQM) sowie die Formen der Qualitätsorganisation, wie die interne und externe Qualitätssicherung und -förderung, sowie deren Vor- und Nachteile kurz beschrieben. Instrumente der Qualitätsverbesserung in Form von Benchmarking, Visitation oder Fehlermeldesysteme runden das Kapitel ab.

Die verschiedenen Qualitätszyklen von diversen Autoren oder Autorengruppen werden in Kapitel 3 beschrieben. Daraus wird das BAGE-Modell©, das dem praxisorientierten Teil dieses Buch zu Grunde liegt, abgeleitet. Das neue BAGE-Modell© wird in detaillierten Schritten vorgestellt, erläutert und durch ein Modell zur Initiierung von Optimierungsprozessen (FAKTS) ergänzt.

Kapitel 4 greift die Inhalte des Kapitels 3 auf und zeigt anhand eines praktischen Beispiels, wie das neue BAGE-Modell© inklusive FAKTS in der Praxis angewendet werden kann.

Kapitel 5 beschreibt die Informationsquellen, welche die Grundlagen für die Erstellung von Qualitätsstandards bilden. Dabei wird der Literatursuche, den Literatur-Datenbanken, den Begriffen der evidenzbasierten Literatur und deren Klassifikation grosse Aufmerksamkeit gewidmet.

Als Ergänzung werden in Kapitel 6 die Arbeitstechniken, Qualitätsinstrumente und Methoden beleuchtet, die in Zusammenhang mit der Entwicklung und Anwendung von Qualitätsstandards stehen und zur Qualitätsentwicklung und Optimierung dienen.

Das neue BAGE-Modell[©] ist eine Essenz aus vielen verschiedenen Qualitätssystemen und -methoden, von denen die anwendbaren Teile zusammengetragen und auf die organisatorischen und kulturellen Bedingungen im deutschsprachigen Raum abgestimmt wurden. Die Erfahrungen der Autoren bei der Entwicklung und Anwendung dieses Modells sowie die intensiven Auseinandersetzungen mit der Thematik haben dazu geführt, dass ein praxisorientiertes Buch vorliegt.

Als Grundlage für die Entwicklung des BAGE-Modells[©] dienten u. a. das Norma Lang Model for Quality Assurance (1976), das Marker Umbrella Model for Quality Assurance (1987) und die stationsgebundene Qualitätssicherung des ehemaligen nationalen Instituts für Qualitätssicherung im Gesundheitswesen der Niederlande (CBO), heute Qualitätsinstitut für die Gesundheitsversorgung. Daneben wurden die Erfahrungen bei der Entwicklung und Implementierung eines wissenschaftlichen, zentralen Instruments zur Erhebung der Pflegequalität am Schweizer Paraplegiker-Zentrum Nottwil einbezogen (Baartmans, 1997). Die Erfahrung der Autoren im Rahmen von mono- und multidisziplinären Qualitätsprojekten, die Mitwirkung bei Qualitätsprojekten auf Bundesebene sowie verschiedene Lehrtätigkeiten im Qualitätsmanagement haben dazu geführt, dass das BAGE-Modell[©] den neusten Gegebenheiten angepasst wurde. Daneben wurden eine übersichtlichere Darstellung gewählt, neue Literatur einbezogen und die Rolle des BAGE-Modells[©] im Qualitätsmanagement hervorgehoben.

Qualitätsmanagementsysteme haben grösstenteils den Anspruch, umfassend zu sein (Total Quality Management). Das BAGE-Modell[©] oder die Entwicklung von thematischen Qualitätsstandards kann in die verschiedenen Qualitätskonzepte oder Methoden, sei es in diejenigen der European Foundation for Quality Management (EFQM), der International Standard Organization (ISO) 9000/2000 oder des Total Quality Management (TQM), aber auch in andere problemlos integriert werden. So wird beispielsweise im TQM-Prozessmodell in der dritten Phase der Planung der Qualität die Forderung nach der Feststellung professioneller Standards der einzelnen Berufsgruppen gestellt. Im Rahmen solcher Forderungen stellen Qualitätsstandards wichtige Bausteine für die Qualitätsentwicklung und Qualitätsoptimierung und somit für ein umfassendes Qualitätsmanagementsystem dar.

1. Definitionen und Erläuterungen

«Qualität, Standards, Kriterien»

«Unglücklicherweise haben wir diese Wörter
in so vielen unterschiedlichen Formen verwendet,
dass wir uns nicht mehr verstehen,
wenn wir sie verwenden.»

Avedis Donabedian

Nach wie vor ist das Thema «Qualität im Gesundheitswesen» in Diskussionen in der Presse oder in Fachartikeln aktuell, es nimmt aber auch zunehmend im Arbeitsalltag einen grossen Stellenwert ein. Auf vielfältige Art und Weise werden Begriffe, die eine Verbindung zur Qualität darstellen, definiert. Als Beispiele, stellvertretend für die Vielzahl der Begriffe, seien hier nur Folgende genannt: Standards, Kriterien, Indikatoren. Um ein wenig Licht in dieses «Begriffschaos» zu bringen, werden die in diesem Buch verwendeten Begriffe und Definitionen nachfolgend erläutert.

1.1 Qualität

Der Begriff «Qualität» ist keine neuzeitliche Erfindung. Obwohl er bereits seit der Antike Verwendung findet, liegt bis heute keine einheitliche Definition vor. Vielmehr wird der Begriff in verschiedenen Disziplinen, so auch im Gesundheitswesen, mit anderen Inhalten hinterlegt. Um sich mit der Qualitätssicherung und -förderung auseinander setzen zu können, ist eine klare Umschreibung des Begriffes «Qualität» jedoch Vorbedingung.

Donabedian definiert den Begriff Qualität (1968) folgendermassen: «Die Qualität ist der Umfang des Erfolges, der unter optimalen Verhältnissen und vertretbaren Kosten tatsächlich zu erreichen ist.» Mit dem Begriff «Kosten» wird die Qualität zum ersten Mal in den wirtschaftlichen Kontext übersetzt. Dabei werden drei Aspekte der Qualität unterschieden: Struktur-, Prozess- und Ergebnisqualität.

- Die Strukturqualität bezieht sich auf die äusseren Bedingungen, unter denen Betreuung, Behandlung, Pflege bzw. Therapie stattfinden. Darunter werden die baulichen und technischen, aber auch die personellen Ausstattungen sowie die vielfältigen organisatorischen Entscheidungen verstanden. Beispiele dafür sind die einzelnen Organisationsstrukturen, Ausbildungen und Kompetenzen der Leistungserbringer, das Angebot und der Einsatz von Personal, Hilfsmittel wie Checklisten, Dokumentationssysteme, Handbücher, Finanzierungen, materielle Mittel und Räumlichkeiten sowie die Entscheidungen darüber.

- Die Prozessqualität bezieht sich auf Abmachungen in Bezug auf das Handeln und die Ausführungen.
- Die Ergebnisqualität bezieht sich auf das körperliche, soziale und psychische Wohlbefinden oder auf den Gesundheitszustand der Patienten/Klienten.

Die einzelnen Aspekte der Qualität können nicht getrennt voneinander gesehen werden, denn sie stehen in einer hierarchischen linearen Beziehung zueinander (Abb. 1).

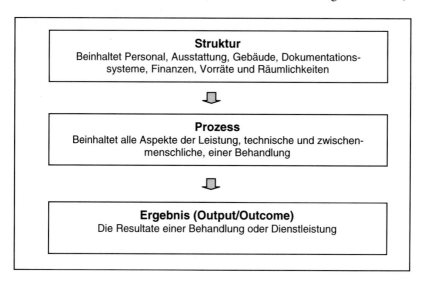

Abbildung 1: Hierarchisch-lineare Beziehung der Struktur-, Prozess- und Ergebnisqualität

Dies führt zu einer kontinuierlichen gegenseitigen Beeinflussung der Struktur-, Prozess- und Ergebnisqualität. Dabei wird angenommen, dass Veränderungen in einem dieser Aspekte automatisch Veränderungen in den anderen Aspekten nach sich ziehen. 1988 revidierte Avedis Donabedian diese Annahme und erläuterte, dass die kausalen Beziehungen zwischen den Bereichen Struktur und Prozess, aber auch zwischen Prozess und Ergebnis nur vermutet werden können (Donabedian, 1988). Das heisst die Veränderungen des Gesundheitszustandes eines Patienten sind das Ergebnis von allen am Prozess beteiligten Personen inklusive des Patienten selbst (Outcome). Dies bedeutet, dass die direkten Effekte pflegerischer, therapeutischer oder medizinischer Interventionen schwierig isoliert betrachtet werden können (Higginbottom/Hurst, 2001). Um die Kausalitäten zwischen Strukturen, Behandlungsprozessen und Ergebnissen des Gesundheitszustandes aufzuzeigen, sind wissenschaftliche Arbeiten notwendig (s. a. Kap. 5), die später in evidenzbasierte Leitlinien einfliessen können.
Diese Definition von Donabedian aus dem Jahre 1968 wurde durch Williamson (1982) um den Begriff der Zweckmässigkeit, erweitert. Diese Zweckmässigkeit stellt

auch heute ein zentrales Thema in der Kostendämpfung und der Qualitätssicherung dar. «Qualität ist der Grad des erreichten Erfolges, der mit verantwortlichem Gebrauch von Mitteln und Leistungen erreicht wird.»

Maxwell (1984) kritisierte die lineare Qualitätsvorstellung von Donabedian und stellte sich das Gesundheitssystem als komplexe multidimensionale Einheit vor. Für ihn existieren sechs Dimensionen der Qualität im Gesundheitswesen. Diese Dimensionen werden auch mit dem Begriff «Leistungsindikatoren» (Performance-Indikatoren) betitelt und können als inhaltliche Definitionen verstanden werden. Diese sind in Tabelle 1 dargestellt.

Tabelle 1: Maxwell`s Dimensionen der Qualität (Quelle: Higginbottom/Hurst, 2001)

Dimension	Definition
Effektivität	Ist die durchgeführte Behandlung die Bestmögliche im technischen Sinne, beurteilt von den Experten?
	Wie hoch ist die Evidenz?
	Was ist das Gesamtresultat der Behandlung?
Akzeptanz	Wie menschlich und rücksichtsvoll ist die durchgeführte Behandlung oder die Dienstleistung?
	Was denkt der Patient darüber?
	Was würde eine aussen stehende, beobachtende Person darüber denken?
	Wie ist die Organisationsstruktur?
	Werden Privatsphäre und Vertraulichkeit respektiert?
Effizienz	Ist das Ergebnis (Output) in Bezug zu den aufgewendeten Ressourcen maximal?
	Wie ist das Kostenverhältnis zwischen der erbrachten Dienstleistung im Vergleich zu derselben Dienstleistung in einer anderen Institution?
Zugang	Sind die Dienstleistungen, die Behandlungen für Personen erreichbar, wenn diese sie benötigen?
	Sind Barrieren für die Erreichbarkeit der Dienstleistungen identifizierbar (z. B. Distanz, Zahlungsunfähigkeit, Wartelisten, Wartezeiten oder ungenügende Angebote)?
Gleichheit	Ist dieser Patient oder diese Patientengruppe fair behandelt im Vergleich zu anderen?
	Sind diskriminierende Aspekte zu erkennen?
Relevanz	Ist das Gesamtangebot der Dienstleistungen im Gesundheitswesen maximal im Verhältnis zu den Bedürfnissen der Gesamtpopulation?

In der Fachliteratur findet sich auch sehr häufig die Definition der Internationalen Standard Organisation (ISO). Sie definiert Qualität in der ISO 8402 (1995) wie folgt: «Qualität ist die Gesamtheit von Eigenschaften und Merkmalen eines Produktes oder einer Dienstleistung, die sich auf deren Eignung zur Erfüllung festgelegter oder vorausgesetzter Erfordernisse beziehen.»

Diese Definition verbindet den Begriff «Qualität» mit dem Evaluationsprozess. Erst nachdem Daten vorliegen, die aus Messungen hervorgehen, und zwischen den gestellten Anforderungen und dem tatsächlich Erreichten verglichen wurden, kann über das Qualitätsniveau diskutiert werden. Anders ausgedrückt: Die Qualität ist hoch, wenn sie den vorher festgelegten Kriterien in hohem Mass entspricht. Was letztendlich ein hohes oder ein durchschnittliches Qualitätsniveau bedeutet, wird nach Evidenz und, falls diese nicht vorhanden ist, nach Ermessen bestimmt. Dies spiegelt die lineare Vorstellung von Qualität wider, wie sie auch Donabedian darstellt.

In den 1980er-Jahren des vergangenen Jahrhunderts erschien in den Niederlanden ein Buch von van Bergen, Hollands und Nijhuis über die Entwicklung eines Qualitätsprofils als Methode, um pflegerisches Handeln zu beurteilen. In diesem Buch wird Qualität folgendermassen definiert:

«Qualität ist das Ausmass der Übereinkunft zwischen der Gesamtheit von Eigenschaften und Merkmalen eines Produktes oder einer Dienstleitung, und der Erfüllung festgelegter oder vorausgesetzter Erfordernisse, welche durch den Anwender definiert werden» (Niederländischer Rat für die Zertifizierung, in van Bergen, 1980).

Wer? / Wo?	Leistungserbringer	Kostenträger	Patienten/ Klienten	Politiker	Wer? / Was?
Individuelle Ebene / Individueller Behandlungsprozess					Qualitätsverbesserung
Lokale/kantonale Ebene					Internes Qualitätsmanagement/ externe Zertifizierung
(Inter-)nationale Ebene					Qualitätspolitik Gesetzgebung
Wo? / Ziel	Effektivität/ evidenzbasierte Gesundheitsversorgung	Effizienz	Patientenorientierung	Sozialgerechte Prämien	Was? / Ziel

Abbildung 2: Unterschiedliche Perspektiven der Anspruchsgruppen (Quelle: Baartmans 2004, modifiziert nach Hollands, 2003)

Die derzeit meistverwendeten Qualitätsdefinitionen sagen aus, dass Qualität die Übereinstimmung zwischen den aktuell angebotenen Dienstleistungen und den Erwartungen an diese Dienstleistungen, ist. Die Erwartungen sind selbstverständlich positionsabhängig. So werden Kostenträger eine andere Qualitätserwartung definieren, als dies der Patient oder der Leistungserbringer tut. Abbildung 2 visualisiert die unterschiedlichen Ansprüche der verschiedenen am Gesundheitswesen beteiligten Parteien. Sie verdeutlicht, dass die Ansprüche durchaus divergieren können. In Diskussionen um die Qualität sollte deshalb immer zuerst definiert werden, welche Perspektive eingenommen wird, bevor über Inhalte und deren Umsetzung entschieden werden kann.

Für die Erläuterungen in diesem Buch liegt die letztgenannte Qualitätsdefinition zu Grunde. Je nach Perspektive der Definierenden und den am Qualitätsprozess Beteiligten können unterschiedliche Qualitätsverbesserungsmassnahmen ergriffen oder Qualitätsstandards entwickelt werden.

1.2   Standards

Während die Standardisierung das Ziel der Vereinheitlichung der Prozesse verfolgt, geht es bei den Standards um die festgelegten Normen, nach denen die einheitlichen Prozesse durchgeführt werden sollen.

Der Begriff «Standard» wird im Rahmen der Qualitätsdiskussionen auf vielfältige Art und Weise definiert. Danach bedeutet er, angelehnt an die Definition des Duden (2004): «Normalmass, Durchschnittsbeschaffenheit, Richtschnur, allgemeines Leistungs-, Qualitäts- oder Lebensführungsniveau». Neben dieser Definition sind in der Literatur weitere zu finden:
- Die Weltgesundheitsorganisation definiert 1987 einen Standard als: «ein allgemein zu erreichendes Leistungsniveau, welches durch ein oder mehrere Kriterien umschrieben wird» und bereits 1988 als: «ein professionell vereinbartes (wünschenswertes, jedoch erreichbares) Ausführungsniveau, welches sich für die angesprochene Population eignet».
- «Die Bedingungen, welche die Qualität beschreiben, sind bekannt als Standards und Kriterien» (Marr/Giebing, 1994).
- «Standards bezeichnen die genaue Menge für ein angemessenes annehmbares und optimales Qualitätsniveau» (Donabedian, 1980).
- «Authoritative statements that describe a level of care or performance common to the profession of nursing by which the quality of nursing practice can be judged» (American Nursing Association, 1991, in: Dean-Baar, 1993).
- «A level of excellence or quality» and «an accepted or approved example of something against which others are judged or measured» (Collins Dictionary, 1994).

- «Standards bestehen aus einer oder mehreren Massnahmen, mit deren Hilfe z. B. die Krankenpflege bewertet oder verglichen werden kann» (Crow, 1981).
- «Standards sind gültige und annehmbare Definitionen der Qualität. Sie weisen ein der Patientenpopulation angepasstes Niveau der Leistungsqualität auf und werden von den Behandelnden akzeptiert. Sie sind beobachtbar, erreichbar und messbar. Gültige Standards basieren auf Forschungsergebnissen und berücksichtigen Veränderungen in der Praxis» (in Anlehnung an Juchli, 1994).
- «Standards sind formal umschriebene Qualitätsanforderungen [...], Aussagen welche sich auf ein akzeptables Niveau der Pflege und/oder Berufsausübung beziehen» (Verpleegkundig Wetenschappelijke Raad, 1988).

Der International Council of Nursing (ICN) hat 1985 für die Entwicklung von Standards Richtlinien aufgestellt, die im Folgenden zusammengefasst sind (Dean-Baar, 1993):

1. Standards sollten der Erreichung eines festgelegten Ziels dienen. Der Zweck von Standards besteht darin, die Qualität von Dienstleistungen festzulegen.
2. Standards sollten auf klaren Definitionen von beruflicher Tätigkeit und Verantwortung beruhen.
3. Standards sollten die grösstmögliche Entwicklung des Berufs im Einklang mit seinem potenziellen gesellschaftlichen Beitrag fördern.
4. Standards sollten umfassend und flexibel genug sein, um ihren Zweck zu erfüllen und gleichzeitig Freiraum für Innovation, Wachstum und Veränderung zu ermöglichen.
5. Standards sollten ein allgemein gleiches Niveau der Berufsausübung fördern und zu beruflicher Identität und Beweglichkeit ermutigen.
6. Standards sollten die Gleichberechtigung und gegenseitige Abhängigkeit der Berufsgruppen anerkennen, die unentbehrliche Dienstleistungen anbieten.
7. Standards sollten so formuliert werden, dass im Beruf ihre Anwendung und Nutzung erleichtert wird.

Das vorliegende Buch beziehungsweise die inhaltlichen Angaben und das neue BAGE-Modell[©] basieren auf der Definition des Begriffes «Standard» der American Nursing Association. Die deutsche Übersetzung lautet: «Standards sind massgebende Aussagen, welche mit den Werten der Berufsgruppe übereinstimmen und das Niveau oder die Leistungen beschreiben, mit denen die Dienstleistung beurteilt werden kann.» (Dean-Baar, 1993)

Diese Definition ist aussagekräftig und umfassend. Sie beinhaltet die verschiedenen Begriffe rund um das Thema Qualitätssicherung und -förderung.
So stehen die «massgebenden Aussagen» für den Begriff der Indikatoren bzw. Kriterien, der im übernächsten Abschnitt erläutert wird. Die «Werte der Berufsgruppe» beinhalten die Anforderungen an die Leistung, welche sich zum einen aus der praktischen Tätigkeit und zum anderen aus den wissenschaftlichen Erkenntnissen ergeben.

Die Aussage: «...das Niveau oder die Leistungen, mit denen die Dienstleistung beurteilt werden kann...» umfasst sowohl die detaillierten Tätigkeitsbeschreibungen der Leistung als auch eine Beurteilungsform derselben. Nur wenn diese einzelnen Prozesse in einer Gesamtheit stattfinden, kann eine Beurteilung des Qualitätsniveaus durchgeführt werden. Nachfolgend wird konsequent von Qualitätsstandards oder Qualitätspflegestandards gesprochen.

1.3   Indikatoren

Indikatoren sind explizit definierte und messbare Elemente, die im Baukastensystem für die Beurteilung der Pflege dienen können (Campbell et al., 2003).
Sie sind wichtige Hilfsmittel, um zu signalisieren, ob die Qualität der Pflege möglicherweise mangelhaft oder sehr gut ist. Erst nachdem diese Signale gesetzt sind, werden Aktionen verrichtet, um die Qualität zu stabilisieren oder zu verbessern.

Eine weitere Funktion von Indikatoren bezieht sich auf die Überwachung von durchgeführten Qualitätsverbesserungen.
Beispielsweise werden bei Patienten mit transurethralem Blasenkatheter im Verhältnis zu Angaben aus der Literatur verhältnismässig viele Harnwegsinfektionen diagnostiziert. Die Vorgehensweise beim Einlegen des Katheters wird multidisziplinär analysiert und angepasst. Nach der Analyse wird eine Handlungsanweisung (Protokoll) erstellt, in der die neuesten Erkenntnisse zum Einlegen eines Katheters enthalten sind. Das Ziel der Aktion besteht in der Reduktion der Harnwegsinfektionen auf das in der Literatur erwähnte Niveau. Nachdem die Qualitätsverbesserung eingeführt ist, muss kontrolliert werden, in wie weit diese Verbesserung andauert. Ob diese Handlungsanweisung auch umgesetzt wird, wird mittels der konstanten Überprüfung des Protokolls anhand festgelegter Kriterien erhoben. Auf der Indikatorebene kann ebenfalls festgestellt werden, ob die Veränderungen zum Erfolg führen, indem derselbe Indikator, die Rate der Harnwegsinfektionen, gemessen wird, der auch Auslöser für die Verbesserungsmassnahmen war (Hollands et al., 2000).
Dieses Beispiel zeigt, dass Kritieren und Indikatoren eng zusammenspielen. Die Indikatoren sind die übergeordneten Aspekte, die mittels Kriterien überprüft werden können.

Zusammenfassend kann gesagt werden, dass ein Qualitätsindikator ein messbarer Faktor ist, der mögliche Hinweise über einen Qualitätsaspekt im Gesundheitswesen gibt (Hollands et al., 2000). Leider werden Indikatoren und Kriterien aber oft auch synonym verwendet, daher müssen die Begriffe immer im Kontext der jeweiligen Projekte oder Themen betrachtet werden. Dies spielt bei der Sichtung der Literatur eine wichtige Rolle, dass die Begriffe in ihrer Bedeutung erfasst werden.

1.4   Kriterien

Kriterien sind üblicherweise die Bestandteile eines Standards. Aber auch bei den Kriterien herrscht dieselbe Definitionsverwirrung wie bei den Standards. Darum ist hier eine kleine Übersicht angebracht:

- «Kriterien sind zählbar und messbar und dienen der Evaluation der Qualität» (Donabedian, 1980).
- «Kriterien sollen messbar, spezifisch, leicht verständlich, erreichbar und fachlich korrekt sein. Weiter sind sie periodisch zu überdenken und wenn nötig anzupassen. Sie beziehen sich auf psychische, physische und soziale Aspekte der Patienten» (Juchli, 1994).
- «Grundelemente, welche es erlauben, den Pflegestandard inhaltlich zu umschreiben» (SBK, 1989).
- «Kriterien sind formal umschriebene Qualitätsanforderungen [...] die messbaren Elemente eines Standards» (Verpleegkundig Wetenschappelijke Raad, 1988 in Hendriks. L. 1997).
- «The things which we can measure are known as criteria. They are the seperate measurable items which, taken together and scored, form the basis for deciding whether or not the standard has been met» (Marr & Giebing, 1994).

In Anlehnung an die gewählte Definition des Standards trifft bei den Kriterien die Aussage von Marr und Giebing (1994) zu. Ins Deutsche übersetzt lautet diese: «Die Dinge, welche wir messen können, sind als Kriterien bekannt. Es sind einzeln messbare Merkmale, welche zusammengetragen und addiert werden und somit die Basis bilden, auf Grund der wir entscheiden, ob ein Standard erfüllt worden ist oder nicht.»

Um Kriterien messbar zu machen, müssen zum Inhalt jedes einzelnen Kriteriums detaillierte Fragen (Items) formuliert werden, welche das Qualitätsniveau überprüfbar bzw. ersichtlich machen. Oftmals werden Kriterien auf übergeordneter Ebene in Form von Indikatoren zusammengefasst.

1.4.1   Die Ebenen der Qualitätskriterien nach Prakke

Unter allgemeinen Qualitätskriterien (Prakke, 1996; Abb. 3) werden Kriterien verstanden, welche für eine Berufsgruppe Gültigkeit haben, wie z. B. nationale bzw. internationale Guidelines von Fachgesellschaften oder die Qualitätsstandards des Schweizer Berufsverbands der Krankenschwestern und -pfleger von 1989.

Die klinikspezifischen Qualitätskriterien werden durch die einzelnen Kliniken auf der Basis der allgemeinen Qualitätskriterien formuliert. Die kleinste Einheit der Qualitätskriterien sind die handlungsspezifischen Qualitätskriterien, in unserem Falle die Pflegequalitätsstandards. Diese beziehen sich auf die einzelnen Handlungen und werden durch die praktisch arbeitenden Pflegepersonen formuliert (Hollands et al., 2000).

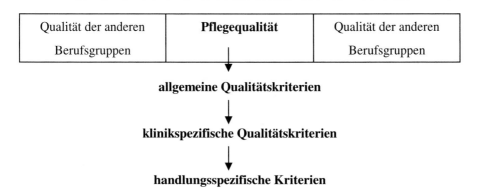

Qualität der anderen Berufsgruppen	**Pflegequalität**	Qualität der anderen Berufsgruppen

allgemeine Qualitätskriterien

klinikspezifische Qualitätskriterien

handlungsspezifische Kriterien

Abbildung 3: Stufen der Qualitätskriterien (Quelle: Prakke, 1996)

1.5 Handlungsanweisungen, Richtlinien, Leitlinien

In der Literatur, aber auch in der täglichen Praxis werden die Begriffe «Richtlinien», «Leitlinen» und «Standards» oft ungenügend differenziert und auf verschiedene Arten benützt. Richtlinien werden durch die Arbeitsgemeinschaft der wissenschaflichen Medizinischen Fachgesellschaften (AWMF, 2004, www.leitlinien.net) wie folgt definiert: „Richtlinien sind Handlungsregeln einer gesetzlich, berufsrechtlich, standesrechtlich oder satzungsrechtlich legitimierten Institution, die für den Rechtsraum dieser Institution verbindlich sind und deren Nichtbeachtung definierte Sanktionen nach sich ziehen kann». Richtlinien unterscheiden sich im Hinblick auf diese Verbindlichkeit deutlich von «Leitlinien». Diese Unterscheidung ist spezifisch für den deutschen und europäischen Sprachraum, da in den Vereinigten Staaten von Amerika sowohl Leitlinien und Richtlinien als Guidelines bezeichnet werden. In der Amtssprache der Europäischen Union gilt somit für «Guidelines» der deutsche Begriff «Leitlinie» und für die «Directive» der Begriff «Richtlinie».

Leitlinien sind definiert durch die AWMF (2004, www.leitlinien.net): «Systematisch entwickelte Darstellungen und Empfehlungen mit dem Zweck, Ärzte und Patienten bei der Entscheidung über angemessene Massnahmen in der Krankenversorgung (Prävention, Diagnostik, Therapie und Nachsorge) unter spezifischen medizinischen Umständen zu unterstützen». Leitlinien geben den Stand des Wissens (Ergebnissen von kontrollierten, klinischen Studien und Wissen von Experten) über effektive und angemessene Krankenversorgung zum Zeitpunkt der Drucklegung wieder. Die Empfehlungen, die in Leitlinien ausgesprochen werden, können nicht unter allen Umständen angemessen genutzt werden. Die Entscheidung darüber, ob einer bestimmten Empfehlung gefolgt werden soll, muss vom Arzt unter Berücksichtigung der beim individuellen Patienten vorliegenden Gegebenheiten und der verfügbaren Ressourcen getroffen werden.

Die American Nurses Association (ANA) publizierte im Jahre 1991 ihre «Standards of Clinical Nursing Practice», in denen Klarheit bezüglich Ziel und Zweck der Standards und Richtlinien geschaffen wird (Dean-Baar, 1993).

Die ANA macht jetzt einen klaren Unterschied und definiert Richtlinien wie folgt: «Guidelines refer to approaches to managing client conditions». Frei übersetzt beziehen sich Richtlinien auf die Möglichkeiten, um Patientenanforderungen zu organisieren. Es sind dies Dokumente, die einzelne oder komplexe Arbeitsabläufe beschreiben. Diese können sich sowohl auf spezifische Patientengruppen oder einzelne Berufsgruppen beziehen, aber auch spezielle Handlungsabläufe oder alltägliche Handlungen beschreiben.

In der Praxis werden diese auch als Handlungsanweisungen, Protokolle oder Prozessstandards benutzt. Sie sollten auf verfügbaren wissenschaftlichen Grundlagen basieren.

Titel der Handlungsanweisung

 Indikation/Kontraindikation

 Material/Qualifikation

 Durchführung

Durchführung	Begründung
1.	
2.	

 Spezielle Hinweise

 Dokumentation

 Weiterführende Literatur

Abbildung 4: Beispiel für das Raster einer Handlungsanweisung

Um den Unterschied zwischen einem Qualitätsstandard und einer Handlungsanweisung zu verdeutlichen, ist hier sowohl das Raster (Abb. 4) als auch eine ausgefüllte Handlungsanweisung zu sehen (Abb. 5). Eine weitere Darstellungsform für
eine Handlungsanweisung kann ein Flussdiagramm (Flowchart) sein, welches ebenfalls erläutert wird (Abb. 6).

Eine ausgefüllte Handlungsanweisung des Schweizer Paraplegiker-Zentrums Nottwil:

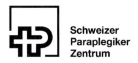

Schweizer
Paraplegiker
Zentrum   **Handlungsanweisung**

Körperpflege im Bett

Die nachfolgende Handlungsanweisung richtet sich an Pflegepersonen und
an Patienten

Indikation/Kontraindikation

Indikationen
- Körperreinigung
- Körpererfrischung (z. B. bei Fieber, Bettruhe, starkem Schwitzen ...)
- Beruhigung
- Stimulation (Förderung der Wahrnehmung)

Kontraindikationen
- Verbrennungen
- bestrahlte Körperregionen (Strahlentherapie)
- (ärztliche Verordnung)

Material/Qualifikation

Material
Das Material richtet sich nach dem Umfang der Körperpflege (Teilwäsche
oder komplette Körperpflege)
- Becken
  - grosses Becken für den Kopf, Rumpf, Rücken und Extremitäten
  - kleines Becken für die Intimtoilette und das Gesäss
- Wasser
  - Temperatur nach Bedürfnis des Patienten (Temperaturkontrolle am
    sensiblen Bereich vornehmen)

- Wasserwechsel je nach Reihenfolge des Waschens und nach Verschmutzungsgrad und Temperatur
- Seife/Waschlotion/Hautpflegeprodukte
  - nach Möglichkeit die gewohnten Produkte des Patienten sparsam anwenden
  - je nach Hauttyp sind pH-neutrale Produkte empfehlenswert.
  - siehe auch Liste der Pflegeprodukte
- Wäsche
  - 1 Waschtuch und 1 Frotteetuch verwenden
- Teilwäsche oder zeitlich verschobenes Waschen
  - gelbe Wäsche zum Waschen des Oberkörpers verwenden
  - gelbe Wäsche zum Waschen des Unterkörpers (Gesäss/Beine)
  - siehe auch Hinweise bei der Durchführung
  - Achtung: Graue Wäsche wird nur zur Abdeckung des Intimbereichs oder für Lagerungszwecke verwendet und nicht für die Grundpflege.
- Papierwaschtücher
  - für die Intimwäsche
  - zur Reinigung des Analbereichs nach der Darmentleerung
  - bei Hautinfektionen mit Pilzen (Mykosen)
- Handschuhe
  - für die Intimpflege
  - für die Reinigung der Analgegend
  - beim Eincremen mit medizinischen Produkten
  - bei Patienten mit Hautmykosen
- Abfallsack

Qualifikation
- dipl. Pflegepersonal
- Schüler, Pflegeassistenten, Pflegehilfen, Praktikanten je nach Zustand des Patienten analog Kompetenzliste und nach Anleitung (z. B. Waschen von Patienten mit instabiler Halswirbelsäule nur durch dipl. Personal)

Durchführung

Allgemeine Hinweise zur Durchführung
- Intimsphäre schützen
- Grundprinzipien der Waschrichtung
  - von oben nach unten waschen (Kopf → Fuss)
  - von vorne nach hinten waschen
  - Augen immer von aussen nach innen waschen
  - Ohren: Es werden keine Wattestäbchen benutzt, da die Verletzungsgefahr zu gross ist.
  - Nasenpflege (Vorsicht mit Wattestäbchen)
  - Mundpflege: siehe Handlungsanweisung Mundpflege

- Bauchnabel beim Waschen nicht vergessen
- bei der Intimtoilette immer von vorne nach hinten waschen
    - Beim Mann Vorhaut zurückstreifen, waschen und trocknen, Vorhaut vollständig nach vorne ziehen
    - Bei der Frau grosse und kleine Labien gut spreizen und waschen
- Extremitäten in der Regel immer herzwärts waschen (Ausnahme: Beruhigende, anregende Waschungen)
- Finger- und Zehenzwischenräume trocken tupfen zum Schutz vor zusätzlichen Hautverletzungen
- Bei speziellen Lagerungen, Situationen werden die Prinzipien sinnvoll angepasst.

Beispiel: Körperpflege eines unselbstständigen Tetraplegikers in Rückenlage im Bett

Durchführung	Begründung
1. Anwesenheitslicht drücken, evtl. Besucher aus dem Zimmer bitten	zum Schutz der Intimsphäre
2. Patient informieren und Vorgehen mit ihm absprechen	damit der Patient der Pflege zustimmen kann
3. Selbstständigkeit des Patienten einbeziehen und fördern	Rehabilitationsmassnahmen
4. Paravent aufstellen, bei Bedarf: Fenster schliessen, Vorhang zuziehen	zum Schutz der Intimsphäre
5. Hände desinfizieren	Hygienemassnahme
6. Material vorbereiten	reibungslosen Ablauf ermöglichen
7. Lagerungsmaterial entfernen	
8. Patienten entkleiden/zudecken	
9. mit dem Waschvorgang analog den Grundprinzipien beginnen	
10. Körperveränderungen wahrnehmen	meist die einzige Möglichkeit, wo der gesamte Körper gesehen wird
11. Idealerweise wird mit 1 Waschtuch und 1 Frotteetuch von Kopf bis Fuss gewaschen, die dann in die Wäsche gegeben werden	damit keine feuchten Handtücher herumhängen, damit keine Verwechslungen passieren
12. Wenn die Körperpflege aus organisatorischen oder medizinisch-therapeutischen Gründen nicht komplett möglich ist, wird der Oberkörper mit gelben und später der Unterkörper entweder mit derselben Wäsche oder mit neuer gelber Wäsche gewaschen	

13. Zur Intimtoilette werden Handschuhe getragen	Selbstschutz
14. Die Intimtoilette mit dem kleinen Becken und den Papierwaschtüchern ausführen	
15. Rücken und Gesäss mit frischem Waschwasser waschen, dabei die Seite, auf die der Patient gedreht wird, nicht vergessen	
16. Die Seife/Waschlotion muss immer gut abgewaschen werden	da es sonst zu Hautirritationen und Hautaustrocknungen kommen kann
17. Mit Pflegeprodukten immer sparsam umgehen	da zu viel auch Schaden und die Haut reizen kann
18. Beim Trocknen der Haut besonders auf Hautfalten achten	da es sonst sehr schnell zu Intertrigo kommen kann
19. Die Haut wird idealer weise trocken getupft und nicht gerubbelt	um zusätzliche Hautirritationen zu vermeiden
20. Hautpflegeprodukte einreiben analog Vermerk in der Pflegedokumentation	bei medizinischen Produkten Handschuhe tragen – Selbstschutz
21. Bei Bedarf Patient mit Pyjama oder Kleidung ankleiden	
22. Patient lagern und Lagerungshilfsmittel wieder platzieren	
23. Material entsorgen	
24. Mit dem Frotteetuch, welches entsorgt wird, die Waschschüssel ausreiben (Seifenrand entfernen)	da dieser sonst bei der thermischen Desinfektion in der Topfspülmaschine eingebrannt wird
25. Wäsche direkt in Wäschesack entsorgen	um feuchte Zonen und Keimverschleppungen zu vermeiden
26. Vorgereinigte Waschschüssel in die Topfspülmaschine geben	zur thermischen Desinfektion
27. Händedesinfektion durchführen	Hygienemassnahme
28. Massnahmen wie Mundpflege, Nasenpflege, Rasieren, Eincremen, Haarpflege etc. werden direkt in den Ablauf integriert oder im Anschluss ans Waschen ausgeführt	je nach Stand des Selbsthilfetrainings oder der Therapieplanung
29. Bei bettlägerigen Patienten wird die Bettwäsche erneuert	

Spezielle Hinweise

Bei der Körperpflege gilt es, die Haut zu kontrollieren, um allfällige Hautveränderungen wie auch Dekubitusstellen frühzeitig zu erkennen.

Dokumentation und Rapport

- Schüler, Pflegeassistenten, Pflegehilfen oder Praktikanten leiten festgestellte psychische, körperliche Veränderungen an die Zimmerverantwortliche weiter
- Die Zimmerverantwortliche trifft Nachfolgemassnahmen (Beobachten, Weiterleiten, Dokumentation)
- In der Pflegedokumentation stehen vermerkt:
  - Pflegeprodukte
  - Hautzustand bzw. die Veränderungen
  - Waschgewohnheiten
  - Selbstständigkeitsstatus

Literatur zu der Handlungsanweisung

- Bienstein, C., Fröhlich, A. (1995): Basale Stimulation. Verlag Selbstbestimmtes Leben.
- Juchli, L. (1997): Pflege, entdecken– erleben– verstehen → professionell handeln, 9. völlig neu bearbeitet Auflage, Thieme Verlag, Stuttgart.
- Mallet, J., Bailey, C. (Hrsg.) (2000): The Royal Marsden NHS Trust Manual of Clinical Nursing Procedures. Blackwell Science, London.
- Menche, N. und Lektorat Pflege (2004): Pflege heute – Lehrbuch für Pflegeberufe, Elsevier, Urban & Fischer Verlag, Ulm.

Abbildung 5: Handlungsanweisung - Körperpflege im Bett

Eine andere Darstellung einer Handlungsanweisung ist in einem Flowchart möglich. Folgend ein ausgefülltes Flussdiagramm als Beispiel. Der Inhalt hat keinen Anspruch auf Vollständigkeit (Informationen zu Flowcharts s. a. Kap. 6).

Nasenpflege

Indikation

Der gesunde Mensch benötigt keine spezielle Pflege der Nase, er reinigt seine Nase, indem er in ein Taschentuch schnäuzt. Diese Reinigung kann erleichtert werden, indem beim Schneuzen immer ein Nasenloch zugehalten wird.

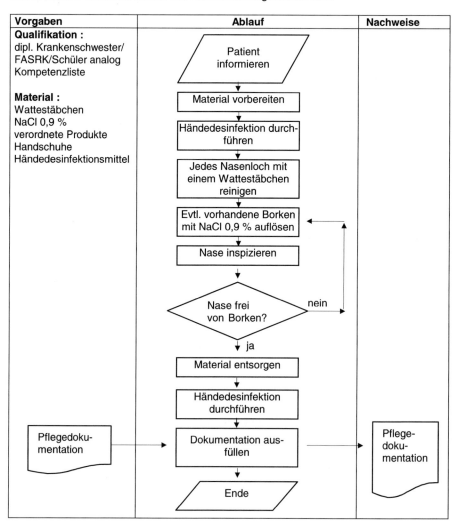

Abbildung 6: Handlungsanweisung Nasenpflege – Flowchart

Abschliessend eine kurz gefasste Gegenüberstellung der beiden Begriffe Qualitätsstandard und Handlungsanweisung (Tab. 2).

Die Qualitätsstandards wie auch Handlungsanweisungen sind Grundlagen des mo-
dernen Qualitätsmanagements. Doch sie entbinden die Anwender nicht von der
Pflicht, die Interventionen bzw. Handlungen in jeder Situation zu überprüfen und
eventuell auch anzupassen. Dies bedeutet, dass sowohl bei Handlungsanweisungen
als auch bei Qualitätsstandards die Handlung vom geschriebenen Text abweichen
kann, soweit diese Abweichung professionell begründet wird. Begründungen wie
«keine Zeit» oder «zu wenig Personal» haben dabei keine Gültigkeit.

Tabelle 2: Gegenüberstellung Qualitätsstandards – Handlungsanweisungen

Qualitätsstandard	Handlungsanweisung/ Standard/Protokoll/ Prozessbeschreibung/Prozessstandard
Ein Standard zur Überprüfung der Quali-tät inkl. eines Messinstruments, mit dem die Erhebung des Qualitätsniveaus und somit ein Soll-Ist-Vergleich möglich wird	Eine Anweisung zum Handeln in Form einer detaillierten Beschreibung eines Arbeitsablaufs oder Prozesses zur An-wendung in der täglichen Praxis
Das Ziel ist die Qualitätssicherung und -förderung im Rahmen eines kontinuier-lichen Verbesserungsprozesses auf wis-senschaftlicher Grundlage.	Das Ziel ist unter anderem eine einheitli-che Vorgehensweise bei Interventionen oder sonstigen Prozessen.

2. Modelle, Methoden & Instrumente zur Qualitätsentwicklung

Verbesserungen können nur durch Veränderungen hervorgerufen werden. Jedoch nicht jede Veränderung ist eine Verbesserung.

Donald M. Berwick, 1999

Qualitätsentwicklung im Rahmen des Qualitätsmanagements ist ein Paradigma: Eine Form von Denken und Handeln bezüglich der Art und Weise, wie sowohl Organisationsführung als auch Ergebnisse verbessert werden können (Wentink, 2002). Während das bisherige Konzept der Qualitätskontrolle und -sicherung auf einem Erfüllungsparadigma basiert und mit dem Erreichen definierter Qualitätsanforderungen einhergeht, impliziert die kontinuierliche Qualitätsverbesserung ein Optimierungsparadigma, das darüber hinausreicht. In diesem Kapitel werden die Qualitätsverbesserungsmethoden näher beleuchtet und verschiedene Qualitätsmanagementsysteme, Bewertungsmodelle und Qualitätsinstrumente aufgezeigt.

2.1 Methoden der Qualitätsverbesserung

Die Methoden der Qualitätsverbesserung lassen sich in zwei Systeme unterteilen: Standardisierung und Optimierung. Diese beiden Methoden bedingen einander. Sie können aufeinander aufbauen, jedoch auch separat angewandt werden.

2.1.1 Standardisierung

Edward Deming erläuterte, dass Management vorausschauend sein muss. In diesem Sinne ist Standardisierung eine wichtige Managementaktivität, weil es Prozesse und somit auch Ergebnisse vereinheitlicht und diese dadurch vorhersagbar macht (Hacker, 2001). Standardisierung ermöglicht es einer Organisation, ihre wertschöpfenden Prozesse zu optimieren und wertmindernde Variationen im Alltag zu eliminieren. Wenn Arbeitsprozesse standardisiert werden, steckt die Absicht dahinter, die Variationen der Dienstleistungen (im Prozess oder im Ergebnis) zu reduzieren. Der Hauptfokus richtet sich dabei auf die Korrektheit und Vereinheitlichung. Ein Beispiel aus dem Alltag zur Verdeutlichung dieser Aspekte findet sich in der Brieftasche. Das Format der Kreditkarten wurde auf der Basis einer ISO-Norm entwickelt.

Diese Norm beschreibt die Eigenschaften der Kreditkarte in Form von Dicke und Grösse und fordert, dass diese weltweit angewendet werden kann.

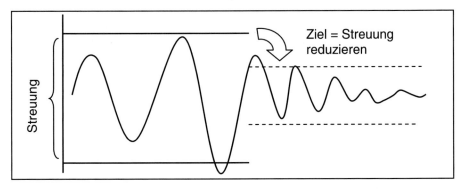

Abbildung 7: Standardisierung

Die Streuung zeigt die Bandbreite der möglichen Ausprägungen. Ziel der Qualitätsbemühungen ist es, diese zu verringern (Abb. 7). Je kleiner die Amplitude ist, desto geringer ist die Abweichung von der Norm, wobei noch keine Aussage gemacht wird, welchem Qualitätsniveau der Standard entspricht.

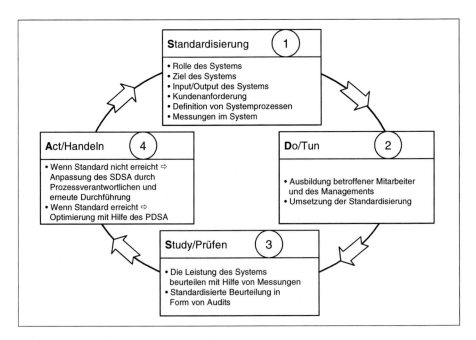

Abbildung 8: «Standardize-Do-Study-Act» bzw. SDSA-Zyklus (Quelle: modifiziert nach Hacker et al., 2001)

Es ist durchaus denkbar, dass eine Standardisierung auf einem schlechten oder nicht zufrieden stellenden Niveau stattfindet und damit keine Qualitätsverbesserung stattfindet.

Alle Prozesse einer Organisation können prinzipiell standardisiert werden. Dies bedeutet, dass jeder, der prozessverantwortlich ist, diesen auch standardisieren kann, und zwar unabhängig vom Qualitätsmanagement. Abbildung 8 zeigt den Standardisierungsprozess zur Qualitätsverbesserung.

2.1.2   Kontinuierliche Optimierung

Im Gegensatz zur Standardisierung stehen kontinuierliche Optimierungsaktivitäten (Abb. 9), die sowohl eine schrittweise positive Veränderung der Leistungen als auch ein Anheben des Qualitätsniveaus beabsichtigen. Während die Standardisierung und deren Einhaltung im Aufgabengebiet des Managements liegt und organisierbare Veränderungen verlangt, benötigt die kontinuierliche Optimierung Leadership und eine Veränderung der Organisationskultur.

Die Analyse von schlechten Leistungen führt zu einem strukturierten Vorgehen. Dabei wird zuerst eine Ursachenanalyse durchgeführt, wonach ein Katalog von Lösungen zur Behebung der schlechten Leistung erarbeitet wird.

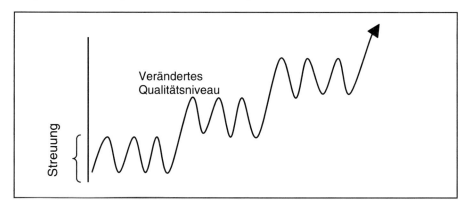

Abbildung 9: Kontinuierliche Optimierung

Danach werden die Lösungsansätze auf ihre Anwendbarkeit und ihren Wirkungsgrad geprüft. Die Lösungen, die diese Prüfung erfolgreich bestehen, werden umgesetzt, das heisst, es werden Standardisierungen der Veränderungen angestrebt. Die Evaluation der Wirkung bzw. des besseren Ergebnisses ist bei diesem Prozess zwingend erforderlich.

Optimierungsprozesse werden klassischerweise von funktionellen Einheiten (Pflegestation, Operationsteam) aus dem Blickwinkel des Teams formuliert. Der

Fokus liegt nicht auf einem Prozess allein, sondern es werden die Prozesse berücksichtigt, die eine Wirkung auf das Ergebnis haben. Das Ergebnis ist eine Systemeigenschaft. Das System ist die Gesamtheit aller Elemente (Prozesse, Personen), die miteinander agieren, um ein gemeinsames Ziel zu erreichen oder eine Dienstleitung zu produzieren. Daher finden Optimierungsprozesse idealerweise im multiprofessionellen Team statt. Abbildung 10 zeigt den Optimierungsprozess in Form des PDSA-Zyklus.

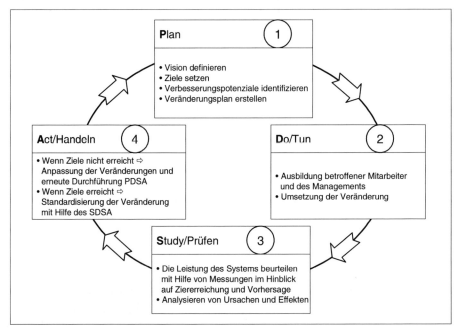

Abbildung 10: «Plan-Do-Study-Act» bzw. PDSA-Zyklus (Quelle: modifiziert nach Hacker et al., 2001)

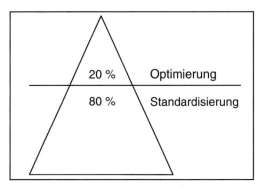

Aus der Literatur ist bekannt, dass rund 80 % der Qualitätsverbesserungsaktivitäten im Bereich der Standardisierung liegen und rund 20 % im Bereich der Optimierung, wie nebenstehende Pyramide verdeutlicht.

Abbildung 11: Optimierungspyramide (Quelle: in Anlehnung an Hacker et al., 2001)

2.1.3 Vergleich Standardisierung – kontinuierliche Optimierung

Um die Leistungen von Prozessen effektiv zu verändern sind die richtige Vorgehensweise und Einstellung nötig. Je nach Zielsetzung, Standardisierung oder Optimierung sowie auf Grund der Ausgangslage des Unternehmens unterscheiden sich die Häufigkeit der Messungen, der Einbezug des Managements, die vorhandene Infrastruktur und Ressourcen. Ungenügende Kenntnisse zu diesen beiden Vorgehensweisen führen zu Energie- und Ressourcenverschwendung. Das Wissen zu diesen zwei Vorgehensweisen ist notwendig, um das Qualitätsmanagement effektiv umzusetzen. Tabelle 3 zeigt die Unterschiede zwischen der Standardisierung und der kontinuierlichen Optimierung.

Tabelle 3: Vergleich Standardisierung – kontinuierliche Optimierung

	Standardisierung	Optimierung (kontinuierlich)
Erwartete Ergebnisse	Variation	Variation
Wer?	Prozessverantwortliche	Funktionelle Einheiten Arbeitsteams
Haltung/Einstellung	Vereinheitlichung	Problemlösung
Verwendeter Prozess	**SDSA-Zyklus** Standardize-Do-Study-Act	**PDSA-Zyklus** Plan-Do-Study-Act
Instrumente	ISO, Prozessbeschreibungen, BAGE	Kaizen, Benchmarking, BAGE-FAKTS
Evaluation	jährlich	monatlich
Verbesserungspotenzial	80 %	20 %

2.2 Qualitätsmanagementsysteme

Qualitätsmanagement umfasst alle systematischen Aktivitäten, welche vom Management unternommen werden, um Prozesse zu beherrschen und die Qualität der Organisation auf systematische Weise zu steuern. Das Ziel ist es, die Qualität eines Produkts, einer Dienstleistung oder der internen Organisation zu verbessern. Das Ergebnis sind zufriedene interne und externe Kunden. Diese Veränderungen zur Verbesserung können nur durch systematische Aktivitäten im gesamten System erreicht werden. Denn wenn ein System nicht verändert wird, wird es weiterhin dieselben Resultate wie bisher produzieren. Jedoch werden diese Systeme von Menschen gestaltet. In diesen Aussagen ist das ganze moderne Qualitätsverbesserungsparadigma enthalten: Performance ist eine Eigenschaft des Systems, und Menschen sind dafür verantwortlich. Die Veränderungen betreffen somit das gesamte System und nicht einzelne Teile. Schlecht gestaltete Systeme sind ineffizient und liefern schlechte Qualität. Qualitätsverbesserungsmethoden identifizieren unnötige, redundante oder fehlende Schritte in Prozessen und versuchen die Qualität zu verbessern, indem sie Abläufe transparent und/oder einfacher machen. Um diese gewünschten Veränderungen zu kanalisieren und entsprechende Prozesse zu steuern, wurden Qualitätsmanagementsysteme entwickelt. Sie dienen dazu, die Prozesse eines Unternehmens objektiv bewertbar und damit Verbesserungen sichtbar zu machen.

Wenn zum jetzigen Zeitpunkt von Qualitätsmanagement gesprochen wird, versteht man darunter grösstenteils Qualitätsmanagement auf der Basis des Total Quality Management (TQM). Es gab weltweit verschiedene Versuche, die Philosophie des TQM zu operationalisieren. Die bekanntesten daraus entstandenen Systeme sind:
- das Modell der Internationalen Standard Organisation (ISO)
- das Modell der Europäischen Gesellschaft für Qualitätsmanagement (EFQM).

Der Einführung eines Qualitätsmanagementsystems muss zwingend eine strategische Entscheidung der Organisation zu Grunde liegen.

2.2.1 Total Quality Management

In den 50er-Jahren des vergangenen Jahrhunderts wurde durch Deming und Juran in Japan die Philosophie des Total Quality Management entwickelt. Zum ersten Mal wurden alle Phasen einer Produktentwicklung (Total) in die Qualitätssicherung einbezogen. Die Kommunikation zwischen den verschiedenen Hierarchiestufen wurde als eine der wichtigsten Komponenten für die Qualitätssicherung und -förderung erkannt. Um dies zu erreichen, wurde das Konzept der Arbeit in Qualitätszirkeln entwickelt und umgesetzt. Die Qualitätszirkel arbeiteten an einem spezifischen Problem und setzten sich aus Mitarbeitern der verschiedenen Hierarchiestufen zusammen. Die Qualitätszirkel wurden nach der Problemlösung wieder aufgelöst. Diese Methode der Problemlösung zur Qualitätssicherung und -förderung wurde im Gesundheitswesen Anfang der 80er-Jahre das erste Mal erwähnt.

In der Schweiz wird Total Quality Management durch die Schweizerische Akkreditierungsstelle und die nationale Arbeitsgemeinschaft für Qualitätssicherung im Gesundheitswesen (NAQ/SAS, 1997) definiert als: «Eine Managementmethode bzw. Führungsmethode, welche auf der Mitwirkung aller ihrer Mitglieder der Organisation beruht».

Die Teilbegriffe des Total Quality Management (Simon, 1996) sagen Folgendes aus:

- **Total** steht dafür, dass alle Bereiche, Abteilungen, Mitarbeiter, Produkte und Dienstleistungen des Unternehmens über die gesamte Wertschöpfungskette hinweg in den Qualitätsprozess einbezogen sind oder werden.
- **Quality** steht für die Erfüllung von Kundenerwartungen hinsichtlich fehlerfreier Produkte bzw. Dienstleistungen und für das ständige Verbessern von Prozessen und Leistungen.
- **Management** macht deutlich, dass es sich hierbei um eine Führungsaufgabe handelt.

Die acht Kernelemente des Total Quality Management (Claus, 1991) lauten:
- ständige Verbesserung der Qualität
- Kundenerwartungen erfüllen
- langfristiges Engagement von Mitarbeitern
- Führungsorgane kontrollieren den Veränderungsprozess durch Vorleben (Vorbildfunktion)
- Alle Mitarbeiter müssen in Qualitätsverbesserungsprozesse einbezogen werden und Verantwortung dafür übernehmen
- gutes multidisziplinäres Teamwork als eine Voraussetzung dafür
- Änderung von Haltung und Verhalten (Kulturänderung)
- Harmonie zwischen Mensch und Technologie ist erforderlich.

Die Umsetzung oder Einführung dieser Kernelemente wird durch das Prozessmodell dargestellt (Baird et al., 1993). Dieses ist in fünf Phasen eingeteilt und beinhaltet:
- Phase 1; Engagement der Führungsorgane: Hierzu ist es relevant, dass die Unterstützung der obersten Instanz gesichert ist und das Qualitätsdenken durch Vorbildfunktion der Führungsperson im Denken und Handeln vorgelebt wird.
- Phase 2; Veränderung der Kultur: Dies beginnt mit einer Erfassung des derzeitigen Ist-Zustands, dem Wecken des Qualitätsbewusstseins und dem Lancieren von Veränderungen der Betriebskultur.
- Phase 3; Planung der Qualität: In dieser Phase liegt der Fokus auf der Identifikation der Kunden und ihrer Bedürfnisse, sei es intern oder auch extern. Aber auch das Festlegen professioneller Standards der einzelnen Berufsgruppen sowie das Erkennen von Verbesserungspotenzialen spielen eine zentrale Rolle.
- Phase 4; Lenkung der Qualität: Die Ansätze der dritten Phase werden nun operationalisiert, indem Qualitätsindikatoren bestimmt und gemessen und Verbesserungsmassnahmen geplant und umgesetzt werden.
- Phase 5; Evaluation der Qualität: Hierbei wird evaluiert, ob die initiierten Massnahmen zu effektiven Qualitätsverbesserungen geführt haben.

Um die Philosophie des Total Quality Management zu unterstützen bzw. Bemühungen um Qualität zu fördern und anzuerkennen, werden in Japan, den USA und Europa Qualitätsauszeichnungen (Quality Awards) verliehen. Die Auszeichnungen stellen eine Anerkennung für hervorragende Leistungen bei der Umsetzung umfassender Qualitätskonzepte im Sinne von Total Quality Management dar.

2.2.2 Modell der Internationalen Standard Organisation ISO 9000

Die International Standard Organisation (ISO) wurde bereits im Jahre 1947 gegründet. Die Begründung dafür liegt darin, dass nach dem Zweiten Weltkrieg der Welthandel zunahm. Um Sicherheiten bezogen auf Produkte und Geräte zu erhalten, wurde der Ruf nach internationalen Regelungen bzw. Normen laut. Die International Standard Organisation kam diesem Bedürfnis nach und entwickelte bis heute ca. 10.000 Normen in den unterschiedlichsten Bereichen. So auch die ISO-Norm 9001, welche Forderungen an die Qualitätssicherung bzw. Qualitätsmanagementdarlegung festlegt. Diese Forderungen dienen in erster Linie dazu, Kundenzufriedenheit durch Verhütung von Fehlern in allen Phasen von Dienstleistungsabläufen oder Prozessabläufen zu erreichen. In der Einleitung der ISO 9004-2, Leitfaden für Dienstleistungen (1994), heisst es: «Qualität und Kundenzufriedenheit sind bedeutende Themen, denen weltweit zunehmende Aufmerksamkeit gewidmet wird». Dieser Teil der ISO 9004 geht auf das Bewusstsein ein und will Organisationen dazu ermutigen, die Qualitätsaspekte ihrer zu Dienstleistungen führenden Tätigkeiten wirksamer zu gestalten. Dieser Teil von ISO 9004 baut auf den in der Reihe ISO 9000 bis ISO 9004 aufgeführten Grundsätzen des Qualitätsmanagements auf. Sie berücksichtigt, dass nicht erfüllte Qualitätsziele Folgen haben können, die sich auf den Kunden, die Organisation und die Gesellschaft nachteilig auswirken können. Weiterhin erkennt sie an, dass es zum Verantwortungsbereich der obersten Leitung gehört, sicherzustellen, dass derartige Fehler verhindert werden.

Die Erzeugung und Aufrechterhaltung (zufrieden stellender) Qualität in einer Organisation hängt von einer systematischen Hinwendung zu einem Qualitätsmanagement ab.

Die Internationale Standardisation Organisation (ISO) definiert Qualitätsmanagement (QM) in der Europäischen Norm (EN) ISO 8402, 1994 folgendermassen:

«Alle Tätigkeiten des Gesamtmanagements, die im Rahmen des QM-Systems die Qualitätspolitik, die Ziele und Verantwortungen festlegen sowie diese durch Mittel wie Qualitätsplanung, Qualitätslenkung, Qualitätssicherung/QM-Darlegung und -verbesserung verwirklichen.

Anmerkung 1: Qualitätsmanagement ist die Verantwortung aller Ausführungsebenen, muss jedoch von der obersten Leitung angeführt werden. Ihre Verwirklichung bezieht alle Mitglieder der Organisation mit ein.

Anmerkung 2: Beim Qualitätsmanagement werden Wirtschaftlichkeitsgesichtspunkte beachtet.»

Um (zufrieden stellende) Qualität zu erreichen, ist es erforderlich, sämtliche Ebenen der Organisation auf die Qualitätsgrundsätze zu verpflichten sowie das festgelegte System des Qualitätsmanagements, auf der Grundlage von Rückmeldungen, über die

Vorstellung der Kunden über die erbrachten Dienstleistungen, ständig zu überprüfen und zu verbessern.

Die erfolgreiche Anwendung des Qualitätsmanagements auf eine Dienstleistung verschafft besondere Gelegenheiten für:

- verbesserten Leistungsstand der Dienstleistung und erhöhte Kundenzufriedenheit
- erhöhte Produktivität, Wirksamkeit und Verringerung von Kosten
- erhöhte Marktanteile.

Um diese Vorteile zu erreichen, sollte ein für Dienstleistungen ausgelegtes Qualitätsmanagementsystem auch auf die mit dem Erbringen einer Dienstleistung verknüpften menschlichen Aspekte eingehen. Dies geschieht durch acht Grundsätze des Qualitätsmanagements:

- Kundenorientierung
- Führung
- Einbeziehung der Personen
- prozessorientierter Ansatz
- systemorientierter Managementansatz
- kontinuierliche Verbesserung
- sachbezogener Entscheidungsfindungsansatz
- Lieferantenbeziehung zu gegenseitigem Nutzen.

Wenn eine Organisation sich stärker an ihren Kunden orientieren will, um Wettbewerbsvorteile zu erlangen, hat sie mit dieser Norm einen Mantel, mit dem sie sich kleiden kann. Die Norm 9001:2000 EN/ISO gibt nur einen bestimmten Rahmen vor, der viel weiter gefasst ist als die Vorgängernormen. Die aktuelle EN ISO 9001 wurde letztmalig im Jahr 2000 überarbeitet (9001:2000). Die nächste Veröffentlichung ist für das Jahr 2008 geplant.

Der prozessorientierte Ansatz der ISO-Norm basiert auf den vier Hauptprozessen einer Organisation, welche einen Input in einen Output umwandeln.

Die vier Hauptprozesse sind:

1. Verantwortung der Leitung
2. Management von Ressourcen
3. Produktrealisierung
4. Messung, Analyse und Verbesserung.

Die Norm betrachtet diese Prozesse (Vorgänge) und vergleicht die Eingabe mit der Ausgabe, wie die Grafik der ISO 9001:2000 aufzeigt (Abb. 12).

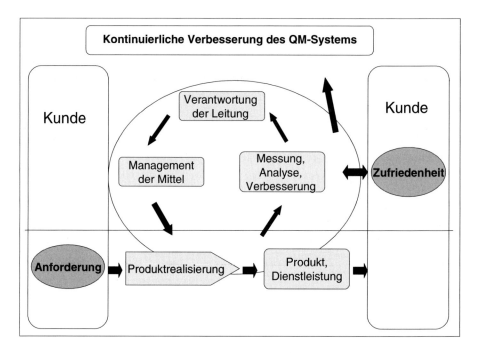

Abbildung 12: Kontinuierliche Verbesserung des QM-Systems

Die ISO-Norm 9001 stellt ein umfassendes Qualitätsmanagementsystem dar. Daher erübrigt sich die Diskussion, ob TQM und ISO-Norm unterschiedliche Auffassungen vertreten. Während die ISO-Norm detaillierter vorschreibt, welche Massnahmen unternommen werden müssen, um der Norm gerecht zu werden, handelt es sich beim TQM um eine Philosophie, welche in einem Modell dargestellt wurde. Es ist durchaus vorstellbar, dass eine Organisation sich dem TQM verschreibt und mit der ISO-Norm die ersten Schritte verwirklicht. Auch die andere Variante ist vorstellbar, dass eine Institution mit der ISO-Norm beginnt und sich später auf den TQM-Weg macht. Beide Systeme haben ihre Vor- und Nachteile, auf die hier nicht weiter eingegangen wird, da dies in ausreichendem Masse in spezifischer Literatur beschrieben wird.

2.2.3 European Foundation for Quality Management (EFQM)

Mitte der 1980er-Jahre des vergangenen Jahrhunderts wurde durch Cor van der Klugt, Direktionspräsident von Philipps, in den Niederlanden das Fundament für die European Foundation for Quality Management gelegt. Van der Klugt war überzeugt, dass die Einführung des TQM die wirtschaftliche Lage der europäischen Industrie verbessern würde. Zusammen mit den Direktoren der Firmen Bosch, British Telcom, Bull, Ciba Geigy, Dassault, Electrolux, Fiat, KLM, Nestlé, Olivetti, Philips, Renault, Sulzer und Volkswagen und dem damaligen Vorsitzenden der Europäischen Kommission, Jacques Delors, wurde 1988 in Brüssel die Absichtserklärung zur Gründung der EFQM unterzeichnet.

Sowohl beim EFQM-Modell (Abb. 14) als auch beim Malcolm Baldrige Award (USA) handelt es sich um Operationalisierungen des TQM. Das Modell basiert auf folgenden Grundpfeilern:
- der Kundenorientierung
- dem Einbezug aller Mitarbeiter
- der zentralen Rolle des Managements
- dem Prinzip der Überprüfung anhand von Messungen
- und der Auffassung, dass kontinuierliche Verbesserungen stattfinden müssen (Nabitz/Polak, 2004).

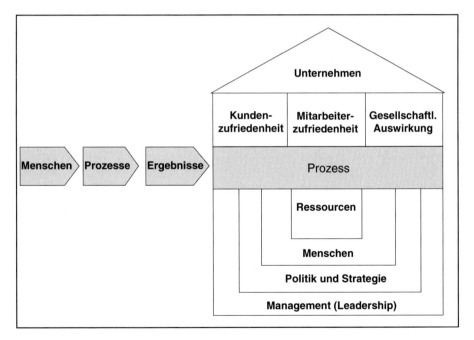

Abbildung 13: Frühere EFQM-Modelle

Bei der Konstruktion des Modells orientierte sich die erste EFQM-Arbeitsgruppe vor allem am Malcolm Baldrige Award. Sie definierte Kriterien und Subkriterien und eine grosse Anzahl von Beispielen dazu. Die Suche nach einer logischen Einteilung und deren Darstellung führte in erster Instanz zum «Haus der Qualität», wie Abbildung 13 zeigt. Dieses verdeutlicht, dass es sich hierbei um ein Fundament, Mauern und ein Dach handelt, die aufeinander aufbauen und voneinander abhängig sind. Daneben werden die drei Elemente Menschen, Prozess und Ergebnisse ins Zentrum gestellt. Diese Gedanken finden sich auch heute noch im EFQM-Modell. Mit den zu Grunde liegenden Konzepten des EFQM-Modells wird angestrebt, ein umfassendes Qualitätsmanagement auf hohem Niveau zu erreichen. Ein großer Vorteil des EFQM-Modells ist, dass es sowohl auf produzierende Unternehmen jeglicher Art wie auch auf Dienstleistungs- und soziale Einrichtungen und Organisationen anwendbar ist.

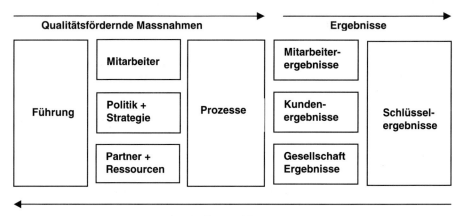

Abbildung 14: EFQM-Excellence-Modell 2003/04 nach EFQM. Excellence ist definiert als überragende Vorgehensweisen in der Führung der Organisation und beim Erzielen von Ergebnissen, basierend auf Grundkonzepten der Excellence.

Im Jahre 1996 wird beschlossen, eine neue Arbeitsgruppe zu bilden, mit dem Auftrag, das EFQM-Modell zu verbessern. Vor allem die veränderte Situation der 90er-Jahre sollte darin berücksichtigt werden und die neuen Veränderungen bis zum Jahr 2010 vorhersehen. Die Arbeitsgruppe verarbeitete 864 Bemerkungen und Vorschläge zur Verbesserungen des Modells. Im Jahre 1998 wird das überarbeitete Modell in Rom präsentiert und schon 2002 wieder abgeändert. Heute besteht das Modell 2003/04 aus 9 Kriterien, 33 Subkriterien und 190 Orientierungspunkten (Abb. 14) und basiert auf folgender Prämisse: Exzellente Ergebnisse im Hinblick auf Leistung, Kunden, Mitarbeiter und Gesellschaft werden durch eine Führung erzielt, die Politik und Strategie mit Hilfe der Mitarbeiter, Partnerschaften, Ressourcen und Prozesse umsetzt (EFQM-Webseite, 2005).

Die ganzheitliche Betrachtung von Organisationen gilt als Hauptmerkmal des EFQM-Modells für Excellence der European Foundation for Quality Management, wobei es sich nicht um eine Liste von Forderungen handelt.

2.2.4   Stufen der Excellence (Levels of Excellence)

Früher vereinten die Excellence-Modelle (z. B. das EFQM-Modell) zwei Bewertungsmethoden. So stand am Anfang auf dem Weg zur Business Excellence eine Selbstbeurteilung anhand des vorgegebenen Modells. Die Bewertung der Selbsteinschätzung erfolgte zentral in der EFQM-Zentrale (Brüssel). Erreichte die Institution eine bestimmte Punktzahl, war sie «reif» für eine externe Beurteilung und konnte sich um den europäischen Qualitätspreis bewerben.

Das neue Programm der EFQM – *Levels of Excellence* – wurde entwickelt als Antwort auf die unterschiedlichen Bedürfnisse von EFQM-Mitgliedern und anderen Anwendern des EFQM-Modells für Excellence. Viele wünschten sich einfache, praxisnahe erste Schritte auf dem Weg zu Excellence, verbunden mit einer externen Bewertung und Beurkundung ihrer Leistung. *Levels of Excellence* wurde deshalb in mehreren aufeinander aufbauenden Stufen konzipiert. Dies mit dem hauptsächlichen Ziel, auch solchen Organisationen ihre Qualitätsbemühungen aufzuzeigen, die noch nicht zur Spitzenklasse der Anwender gehören.

Die Stufen der Excellence werden von der untersten Stufe zur höchsten Stufe folgendermassen eingeteilt:

- Committed to Excellence – Verpflichtung zu Excellence
- Recognized for Excellence – Anerkennung für Excellence
- European Quality Award (EAQ) – der Europäische Qualitätspreis

Committed to Excellence – Verpflichtung zu Excellence
Hier geht es um die Möglichkeit einer Selbstbewertung nach dem EFQM-Modell, um den derzeitigen Entwicklungsstand zu dokumentieren, Verbesserungsmöglichkeiten zu erkennen und Prioritäten für die Optimierung festzulegen. Der Bewertungsablauf beginnt mit der Durchführung einer Selbstbewertung nach dem EFQM-Modell für Excellence (auf Wunsch durch externe Beratung begleitet). Danach folgen die Priorisierung und gezielte Auswahl von Verbesserungsmaßnahmen, die erfolgreiche, planmäßige Umsetzung der ausgewählten Verbesserungsmaßnahmen anhand von Formblättern, die von der EFQM zur Verfügung gestellt werden, und praxisnahen Begleitmaterialien, der Vor-Ort-Besuch und die Bewertung der Umsetzung durch einen Validator sowie mündliches Feed-back und die Erstellung des Validierungsberichtes. Bei erfolgreichem Abschluss wird eine Urkunde ausgestellt.

Recognized for Excellence – Anerkennung für Excellence
Bei dieser Stufe werden Erfolge auf dem Weg zu exzellentem Management bewertet. Bedingungen für die Teilnahme sind 2–3 durchgeführte Selbstbewertungen und die Implementierung von Qualitätsoptimierungen. Der Bewertungsablauf beinhaltet die Kurzfassung einer vorstrukturierten Bewerbungsunterlage (bis zu 46 Seiten) auf der Basis des EFQM-Modells anhand von Formblättern, die von der EFQM zur Verfügung gestellt werden, des Weiteren die Beurteilung durch Teams von mindestens

drei Assessoren, einen Vor-Ort-Besuch sowie mündliches Feed-back der Assessoren und einen Feed-back-Bericht. Auch bei dieser Stufe wird eine Urkunde ausgestellt. Die bei erfolgreicher Umsetzung vergebene Bestätigung (Urkunde) für «Recognized for Excellence» and «Committed to Excellence» hat zwei Jahre Gültigkeit und darf kommerziell, vor allem zu Werbezwecken, genutzt werden.

European Quality Award (EAQ) – Europäischer Qualitätspreis
Der EQA wendet sich vornehmlich an Organisationen mit höchstem Qualitätsniveau im internationalen Vergleich. Der Bewertungsablauf beinhaltet eine ausführliche Bewerbung mit Bewerbungsunterlagen auf der Basis des EFQM-Modells (75 Seiten), die Beurteilung durch Teams aus 5–8 Assessoren sowie einen Vor-Ort-Besuch, der mit einem ausführlichen Feed-back endet.

RADAR®-Logik
Für die Bewertung des Entwicklungsstandes einer Organisation nach EFQM hat die EFQM die RADAR®-Bewertungsmethodik entwickelt (Abb. 14). Diese Bewertung wird anhand der Ergebnisse (Results), der dazu führenden Vorgehensweisen (Approach), der Grades der Umsetzung (Deployment) sowie der Bewertung und Überprüfung (Assessment and Review), durchgeführt. Dabei können die Einzelbewertungen der 32 Teilkriterien zu einer Gesamtbewertung zusammengefasst werden, die zwischen 0 und 1000 Punkten liegt (EFQM-Webseite). Eine erste Bewertung findet meist in Form eines Selbstassessments statt. Dieses liefert einerseits Aussagen über den Entwicklungsstand, andererseits über Stärken und Verbesserungsmöglichkeiten der Organisation. Wenn ein hoher Entwicklungs-stand beim Selbstassessment erhoben wird, kann eine externe Bewertung wichtige Impulse geben für weitere Qualitätsverbesserungen der Organisation. Sie ermöglichen objektivierte Vergleiche mit anderen Organisationen, die nach der gleichen Methode bewertet wurden. Die besten direkten Vergleiche liefern dabei die auf dieser Methode basierenden Qualitätspreise, wie der European Quality Award und sein deutsches Pendant, der Ludwig-Erhard-Preis oder der schweizerische Helix Award

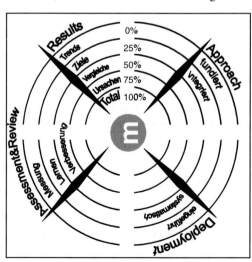

Abbildung 15: RADAR®-Logik (nach Nablitz/Polak, 2004)

2.3 Prinzipien des Qualitätsmanagements

Die gängigen Qualitätsmanagementsysteme orientieren sich an den vier Grundprinzipien der Qualitätsverbesserung nach Massoud (2001). Wenn diese in Kombination mit dem Vorgehen der verschiedenen Qualitätszyklen angewendet und immer wieder systematisch überprüft werden, kann von einem kontinuierlichen Verbesserungsprozess gesprochen werden.

Kundenorientierung

Eine Fokussierung auf den Kunden oder Klienten soll dazu beitragen, dass jeder Prozess im Rahmen von Qualitätsentwicklungen und Optimierungen sich an den Bedürfnissen des Kunden orientiert. Dieser Fokus wird hergestellt, indem Informationen über den Klienten gesammelt werden und der Dienstleistungsprozess so gestaltet wird, dass er den zuvor erhobenen Bedürfnissen des Kunden auch entspricht. Der Kundenfokus bezieht sich nicht nur auf die Personen, welche eine Institution besuchen, um eine Dienstleistung zu empfangen (externe Kunden), sondern auch auf die Personen, welche die Dienstleistungen erbringen (interne Kunden), und deren arbeitsbedingte Bedürfnisse. Externe Kunden sind Personen, die das Endprodukt, den Output des Systems, empfangen, und interne Kunden sind diejenigen, die zum Output des Systems beitragen (Massoud et al., 2001).

Prozessfokussierung

Im Rahmen von Qualitätsmanagement sollten alle Arbeiten in Form von Prozessen und Systemen verstanden werden. Ein Prozess wird dabei definiert als eine Sequenz von Schritten, mit deren Hilfe Inputs von Zubringern in Outputs für Kunden umgewandelt werden. Ein System ist dann die Gesamtheit aller Elemente einschliesslich der Prozesse, die miteinander agieren, um ein gemeinsames Ziel zu erreichen oder ein Produkt herzustellen. Im Gesundheitswesen laufen oft viele Prozesse parallel ab. Daraus ergibt sich die Problematik der Koordination und Steuerung der Prozesse, da zwar alle den gleichen Kunden bedienen, aber mit unterschiedlicher Zielsetzung. Daher stellt das Schnittstellenmanagement einen wichtigen Bestandteil im Rahmen der Prozessfokussierung dar. Die Qualitätsinstrumente, die in Kapitel 6 vorgestellt werden, können helfen, Prozesse zu erkennen, zu planen und zu steuern sowie Schnittstellenproblematiken aufzuzeigen (Massoud et al., 2001).

Wissenschaftliche Messmethode

Qualitätsentwicklungs- und -verbesserungsmethoden sollten – wo immer möglich – auf wissenschaftlichen Kenntnissen (Fakten) basieren. Die wissenschaftliche Methode hilft, zwischen Fakten und Meinungen zu unterscheiden. Basierend auf Ergebnissen von Studien werden Entscheidungen darüber getroffen, ob eine Veränderung implementiert wird oder nicht. Darum wird die wissenschaftliche Methode nicht nur verwendet, um zu sehen, ob eine Veränderung effektiv war, sondern auch, um danach zu handeln (Massoud et al., 2001) (s. a. Kap. 5).

Teamwork

Die Kenntnisse zur Qualitätsverbesserung zeigen, dass Teams sehr wichtig sind. Dies ist in der Tatsache begründet, dass Prozesse, die aus voneinander abhängigen Schritten bestehen, von unterschiedlichen Personen durchgeführt werden. Die an den Prozessen beteiligten Personen verstehen es am Besten, diese Prozesse zu optimieren. Der Einbezug dieser Schlüsselpersonen hilft Fehler zu vermeiden, die besonders bei den Schnittstellen auftreten. Hinzu kommt, dass diese Teams, wenn sie die Verantwortung für die Durchführung von Veränderungsprozessen erhalten, oft mehr Probleme identifizieren und bessere Lösungen generieren (Massoud et al., 2001).

2.4 Bewertung von Qualitätsmanagementsystemen

Organisationen, die sich dem Qualitätsmanagement verschreiben, müssen zwangsläufig wissen, wie gut ihre Qualität im Vergleich zu ihren Mitbewerbern ist. Dazu gibt es unterschiedliche Ansätze. Einen Versuch, diese Methoden zu ordnen, zeigt Tabelle 4 in Anlehnung an Möller (2001).

Tabelle 4: Methoden zur Bewertung von Qualitätsmanagementsystemen

Methode	Vorgehen
Visitation *synonym:* Peer Review – Audit – Selbstbeurteilung	Standardisierte Untersuchung einer Organisationseinheit durch Fachkollegen unter Berücksichtigung der Strukturen und Prozesse, die zur Ausführung der geplanten Tätigkeiten erforderlich sind. Am Ende der Untersuchung steht ein Bericht (Feed-back), der vertraulich behandelt wird.
Akkreditierung	Externe Evaluation auf der Basis zuvor definierter, offen gelegter Standards. Die Bewertung erfolgt durch eine unabhängige Körperschaft. Dabei wird beurteilt, in wie weit und in welcher Qualität die vorgegebenen Standards erfüllt sind (deskriptive Beurteilung) (z. B. Audit nach SanaCert).
Zertifizierung	Eine Überprüfung durch eine unparteiische Drittperson. Dabei wird bestätigt, dass ein Prozess oder eine Dienstleistung vorgeschriebene Anforderungen auf festgelegte Art und Weise erfüllt. Es wird keine Einstufung der Angemessenheit und der Ergebnisqualität der Dienstleistung vorgenommen. Allein die Erfüllung der Norm wird überprüft und schriftlich bestätigt (binäre Beurteilung: erfüllt/nicht erfüllt oder ja/nein)

Im Alltag werden die erläuterten Begriffe oft nicht trennscharf verwendet. So wurde das englische Wort «accreditation» in der Schweiz lange Zeit für ein Zertifizierungsverfahren (Akkreditierung) verwendet. Andererseits wird im Rahmen von Zertifizierungen auch der Begriff «audit» (Audit) verwendet.

2.5 Formen der Qualitätsorganisation

In der Literatur wird zur Einteilung der Methoden und Mittel der Qualitätsprüfungen auch von den verschiedenen Qualitätsniveaus ausgegangen. Nicht der Punkt in der Organisation, von der die Prüfung ausgeht, sondern das Niveau innerhalb der Organisation, für welches die Kriterien formuliert werden und das somit den Gültigkeitsbereich der Kriterien darstellt, ist Ausgangspunkt der Einteilung.

Diese Einteilungen sind wertfrei und dienen *nicht* dazu, die verschiedenen Instrumente oder Methoden zu beurteilen.

2.5.1 Externe und interne Qualitätssicherung und -förderung

Externe Qualitätssicherung und -förderung
Externe Qualitätssicherung und -förderung bedeutet, dass andere Personen oder Instanzen ausserhalb der Institution die Qualitätsanforderungen definieren und überprüfen. Ein Beispiel dafür ist das Krankenversicherungsgesetz. Darin steht, dass die Leistungserbringer und deren Verbände Konzepte und Programme über die Anforderungen an die Qualität der Leistungen und die Förderung der Qualität zu erarbeiten haben (Verordnung zum KVG, Artikel 77, 1995). Da in dieser Forderung die Qualitätskriterien nicht explizit benannt werden, wäre es z. B. Aufgabe eines Berufsverbandes, diese Kriterien zu entwickeln und Konzepte zur Umsetzung im Hinblick auf die Förderung der Qualität zu erarbeiten.

Interne Qualitätssicherung und -förderung
Von interner Qualitätssicherung und -förderung ist die Rede, wenn die Formulierung der Qualitätskriterien und die Überwachung durch die Berufsangehörigen selber übernommen werden. Dies beinhaltet, dass auch die Standards und Kriterien, welche die gute Betreuung, Behandlung bzw. Pflege umschreiben, durch die Fachpersonen selbst innerhalb der Institution formuliert werden. Auch hierzu ist sowohl die Entwicklung von Konzepten zur Qualitätsförderung als auch deren Organisation (Verantwortlichkeiten, Kompetenzen, Verbindlichkeiten etc.) notwendig.

2.5.2 Zentral und dezentral organisierte Qualitätssicherung und -förderung

Die interne Qualitätssicherung kann in die Methoden und Instrumente der zentralen und der dezentralen Qualitätssicherung und -förderung eingeteilt werden. Diese Einteilung ist abhängig davon, wo bzw. auf welcher Ebene in der Organisation die Qualitätsanforderungen formuliert werden und die Überprüfungen stattfinden.

Zentral organisierte Qualitätsprüfungen
Zentral organisierte Qualitätsprüfung bedeutet, dass die Qualitätsprüfung mit Hilfe von speziell dafür angestellten Mitarbeitern oder durch eine dafür angestellte Kommission von einem Punkt in der Organisation aus durchgeführt werden.

Merkmale einer zentralen Prüfung:
- Der Prozess wird in seiner Totalität geprüft.
- Die Art und Weise der Überprüfung wird durch die Personen, welche das Instrument entwickeln, festgelegt.
- Die Prüfung geht von einem zentralen Punkt in der Organisation aus.
- Die Qualitätskriterien werden aus der Sicht des Auftraggebers formuliert und durch die Personen, bei denen die Qualitätsprüfung vorgenommen wird, legitimiert.
- Die Überprüfung findet durch eigens dafür angestellte und ausgebildete Funktionäre statt.
- Es wird sehr grosser Wert auf die Gültigkeit und Zuverlässigkeit der Überprüfung gelegt.

Das Ziel einer zentralen Prüfung ist in erster Instanz die Normierung einer Tätigkeit. Ein zentrales Messinstrument geht meistens über die Praxis hinaus und hat demzufolge eine bestimmte allgemeine Gültigkeit für die Berufsangehörigen, unabhängig von der Institutionsebene oder Organisation, in der diese Tätigkeit ausgeübt wird. Durch die Anwendung solcher Instrumente ist es möglich, pflegerische, therapeutische, diagnostische Massnahmen auf Patientenniveau zu vergleichen (Giebing, 1988).
Pflegerische Beispiele solcher Instrumente sind «The Nursing Audit» von Phaneuf (Phaneuf, 1976) oder das institutionsspezifische Anforderungsprofil für die Rehabilitationspflege im Schweizer Paraplegiker-Zentrum Nottwil von Baartmans (1997).

Dezentral organisierte Qualitätsprüfungen
Dezentral besagt, dass die Qualitätsprüfung auf allen Ebenen der Organisation ausgeführt werden kann. Diese Prüfungen werden durch speziell dafür ernannte Arbeitsgruppen durchgeführt, die sich aus Mitarbeitern der betreffenden Abteilungen zusammensetzen. Diese Arbeitsgruppen führen, in enger Zusammenarbeit mit den anderen Mitarbeitern der Abteilung, die Qualitätsprüfung und -überwachung durch.

Alle Mitarbeiter einer Abteilung sind für die Ausführung und Kontinuität der Qualitätsprüfung und -überwachung auf ihrer Abteilung verantwortlich. Hier werden die so genannten handlungsspezifischen Qualitätskriterien oder Qualitätsstandards überprüft.

Merkmale der dezentralen Methode:
- Die Prüfungen umfassen nur ein Thema.
- Die Kriterien werden durch die von der Qualitätsprüfung betroffenen Personen selbst formuliert.
- Die Art und Weise der Überprüfung wird durch die Personen, welche das Instrument entwickeln, themenspezifisch festgelegt.
- Die betroffenen Personen sind sehr eng in der Qualitätsprüfung und -überwachung einbezogen.

Die dezentrale Methode kann sowohl auf mono- als auch auf interdisziplinäre Themen angewendet werden. Die so entwickelten Qualitätskriterien (handlungsspezifische Qualitätskriterien oder -standards) werden in der Regel besser akzeptiert, da sie durch die Betroffenen oder deren Repräsentanten formuliert sind.
Beispiele solcher Instrumente sind: Das «peer review» nach Grol und Lawrence (1995) oder die abteilungsgebundenen Prüfungen des Qualitätsinstituts für die Gesundheitsversorgung in den Niederlanden (CBO, ehemals Zentrales Begleitorgan für die Interkollegiale Prüfung, 1996).

Tabelle 5: Zentraler Ansatz, Vor- und Nachteile in Anlehnung an Grol/Lawrence, 1995)

Ansatz zentral	Vorteile	Nachteile
internationaler, nationaler, regionaler Konsens	<ul><li>wissenschaftliche Grundlage</li><li>strukturiertes Vorgehen</li><li>professionell auf breiter Grundlage</li><li>Expertenansatz</li><li>uniform</li><li>Einfluss auf berufliche Aus,- Fort- und Weiterbildung</li></ul>	<ul><li>zeitaufwändig</li><li>kostspielig</li><li>Zielgruppe nicht verpflichtet</li><li>notwendigerweise global</li><li>nicht an die eigene Kultur und Sprache angepasst</li><li>«bedrohend»</li><li>möglicher Missbrauch durch andere Parteien</li></ul>

Es muss nicht erläutert werden, dass jeder Ansatz seine eigenen Verdienste hat und dass die Entscheidung für den einen oder den anderen Ansatz von dem Zweck und der Anwendung der Qualitätsüberprüfung abhängt.

Tabelle 6: Dezentraler Ansatz, Vor- und Nachteile in Anlehnung an Grol/Lawrence, 1995)

Ansatz dezentral	Vorteile	Nachteile
Konsens auf Stationsniveau oder auf Institutionsniveau	• Lernprozess/Fort- und Weiterbildung • Zielgruppe verpflichtet «Ownership» • Richtlinien der eigenen Kultur und dem eigenen Jargon angepasst	• zeitaufwändig • genügend Expertise im eigenen Haus? (Sind genügend Erkenntnisse auf Station oder in der Institution vorhanden?) • Evidence-based? (Ist eine wissenschaftliche Grundlage gesichert?) • Gruppenprozess? • Durchschnitt als Norm? • Unterschiedliche Ergebnisse in vergleichbaren Organisationen?

2.5.3 Kombinierte Form der zentral-dezentral organisierten Qualitätsprüfung

Auf Grund der Vor- und Nachteile der dezentralen beziehungsweise zentralen Form der Qualitätsprüfung wird auch öfters eine Kombination der beiden Methoden gewählt. Die Arbeitsgruppe ist ein Gremium auf Institutionsniveau und setzt sich auf Grund der Themenauswahl zusammen. Die Teilnehmenden können Personen verschiedener Abteilungen, Bereiche oder Berufsgruppen sein.

Merkmale der kombinierten Form der zentral-dezentral organisierten Qualitätsprüfung:
• Die Prüfungen umfassen nur ein Thema.
• Die Qualitätskriterien werden durch die Betroffenen selbst formuliert.
• Die Art und Weise der Überprüfung wird themenspezifisch durch die Arbeitsgruppe festgelegt.
• Es wird Wert auf die Gültigkeit und Zuverlässigkeit des Instruments und der Überprüfung gelegt.
• Die Überprüfung wird zentral organisiert.
• Die Mitglieder der Arbeitsgruppe, welche dafür speziell geschult sind, führen die Überprüfung aus.
• Die Betroffenen erheben die Qualität nicht in der eigenen Organisationseinheit (Abteilung).

Mit dieser Kombination können die Vorteile beider Methoden genutzt und die Nachteile reduziert werden. Besonders dem Anspruch der Wissenschaftlichkeit kann somit Rechnung getragen werden. Beispiele sind die Methode der Standardentwicklung nach dem BAGE-Modell[©] oder die handlungsspezifischen Qualitätskriterien/-standards des Schweizer Paraplegiker-Zentrums Nottwil (Geng, 1998).

2.6 Instrumente der Qualitätsverbesserung

2.6.1 Benchmarking

Der Begriff «Benchmark» kommt ursprünglich aus dem Messwesen. Damit wird eine Vermessungsmarkierung oder ein Bezugspunkt, von dem aus die Vermessung startet und beurteilt wird, bezeichnet. In der Wirtschaft wird mit Benchmarking das Vergleichen von Leistungen, Prozessen und Vorgehensweisen zur Feststellung von Defiziten und Erfolgen benannt. Die Xerox Cooperation in Rochester, New York führte 1979 das Konzept von Benchmarking in der Qualitätsdiskussion ein. Sie definierte dies damals als: «Der kontinuierliche Prozess des Messens und Vergleichens von eigenen Produkten, Dienstleistungen und Prozeduren, mit denen des grössten Mitbewerbers oder den Firmen, die als führend bezeichnet werden» (Kelley et al., 2001). Benchmarking ist ein Instrument zur Leistungsverbesserung, indem von Institutionen mit optimalen Prozessen gelernt wird. Dazu müssen die Prozesse, mit denen die optimalen Verfahren erreicht werden, verstanden werden.

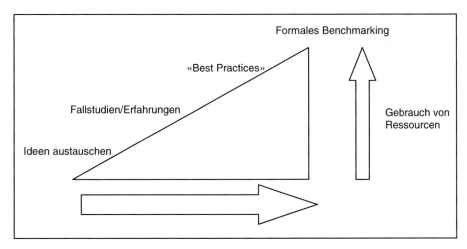

Abbildung 16: Benchmarking (Quelle: Kelley et al., 2001)

Die Praxis zeigt, dass Benchmarking als Synonym für viele Prozesse gebraucht wird, um einerseits gemeinsames Lernen zwischen Kollegen und Institutionen (durch Konferenzen oder Zeitschriften) und andererseits Praxisforschung mit Datensammlung zu beschreiben (Abb. 14).

Mit Benchmarking bezweckt man, anhand möglichst objektiver Kosten-, Leistungs- und Qualitätsvergleiche zu erfahren, wo die eigene Organisation, das eigene Unternehmen gegenüber anderen Defizite aufweist. Diese Vergleiche liefern realisierbare Zielvorgaben und zeigen auf, wie die Lücken zu schliessen sind (Bruhmann, 1998). Grundsätzlich lassen sich vier Arten des Benchmarkings unterscheiden:

- internes Benchmarking
- wettbewerbsorientiertes Benchmarking
- funktionales Benchmarking
- generisches Benchmarking

Internes Benchmarking beinhaltet das Benchmarking innerhalb eines Unternehmens bezüglich der geschäftlichen Vorgehensweisen, die erste und einfachste Form. Dabei können Abteilungen, Gruppen, aber auch einzelne Arbeitsplätze miteinander verglichen werden. Schwierigkeiten können dann auftreten, wenn sich ein ungesunder Konkurrenzkampf zwischen den Abteilungen entwickelt.

Wettbewerbsorientiertes Benchmarking ist Benchmarking mit unternehmensexternen, direkten Wettbewerbern bezüglich des gleichen oder eines sehr ähnlichen Produkts oder einer Dienstleistung, vor allem bei Schlüsselprodukten oder -prozessen.

Funktionales Benchmarking bedeutet den Vergleich mit den Klassenbesten oder mit den anerkannten Marktführern, die einen Prozess, ein Produkt oder eine Dienstleistung, unabhängig von der Branche, hervorragend beherrschen.

Generisches Benchmarking vergleicht nur Statistiken des eigenen Unternehmens mit anderen Organisationen mit der Folge, dass es nicht zu qualitativen Ergebnissen kommt. In Verbindung mit den anderen Benchmarking-Formen können daraus jedoch nützliche Informationen, Ideen oder Trends abgeleitet werden.

Hauptphasen des Benchmarkings
1. Selbstassessement, d. h. das Verstehen der eigenen Prozesse und Leistungen im Detail
2. Analyse der optimalen Verfahrensweisen, Prozesse und Leistungen von anderen
3. Vergleich der eigenen Leistung mit der Leistung der anderen
4. Umsetzung der Erkenntnisse aus dem Vergleich in Form von Veränderungen, um die Differenzen zu verringern.

Benchmarking heisst jedoch nicht, die besseren Praktiken von anderen zu kopieren, sondern erfordert die Fähigkeit, die eigene Organisationsstruktur und -kultur zu erneuern und zu verändern. Es ist ein dynamischer Prozess, der sich mit zunehmender Erfahrung entwickelt und sich auf alle Organisationen und Kulturen umsetzen lässt.

Das Benchmarking ist ein Instrument innerhalb des Qualitätsmanagements und darf nicht als Ziel angesehen werden. Das Ziel muss immer die Verbesserung der eigenen Dienstleistung bleiben.

Durch Benchmarking wird es möglich, Veränderungen innerhalb einer Organisation durchzuführen. Voraussetzung dazu ist, dass eine selbstkritische Betrachtung der Prozesse und Dienstleistungen vorgenommen wird. Findet dies kontinuierlich statt, kann es zu einer ständigen Verbesserung der Qualität führen. Die in diesem Buch beschriebenen Modelle und die daraus folgenden Resultate können zu Benchmarking-Zwecken verwendet werden.

2.6.2 Visitation

Der Begriff «Visitation» kommt aus dem Lateinischen und heisst «besuchen». Die Visitation wird umschrieben mit dem Besuch eines «Oberen» mit Aufsichtsbefugnis zum Zweck der Bestandsaufnahme und Normenkontrolle. In der Qualitätssprache bezeichnet die Visitation eine Methode, an der zwei Parteien beteiligt sind.

Bei dieser Form der Qualitätsentwicklung wird eine Institution (1. Partei) durch eine Visitationskommission (2. Partei) besucht. Diese Kommission setzt sich aus Berufsangehörigen der jeweiligen Branche zusammen. Bei der internen Visitation kommt die 2. Partei aus der eigenen Institution, aber aus einer anderen Abteilung oder einem anderen Bereich. Bei der externen Visitation stammen die Mitglieder der Kommission aus einer anderen Institution. Die Kommission sammelt anhand von Gesprächen und Beobachtungen Daten. Diese Informationen werden dann mit einem vorher definierten Qualitätsniveau verglichen. Dieser Vergleich kann der Anfang von Verbesserungsprojekten sein. Zusammenfassungen, Feedbacks und Empfehlungen der Kommission können der Institution als Verbesserungsvorschläge dienen (Hollands et al., 2000).

In der Schweiz wird dieses Vorgehen durch sanaCERT, die Schweizerische Stiftung für die Zertifizierung der Qualitätssicherung im Gesundheitswesen, angewandt. Die Visitation führt dazu, dass sich die besuchte Institution mit Qualität auseinander setzt und sowohl sensibilisiert als auch motiviert wird, Verbesserungsprojekte durchzuführen. Andererseits werden auch die Mitglieder der Visitationskommission dazu ermuntert, die eigene Praxis zu überdenken.

2.6.3 Vergleich zwischen Benchmarking und Visitation

Die Unterschiede beziehungsweise die Gemeinsamkeiten von Benchmarking und Visitation lassen sich zusammenfassen, indem bei beiden Systemen Kombinationen sowohl von internen und externen als auch zentraler und dezentraler Prüfungen möglich sind. Der Fokus des Benchmarks liegt sehr stark auf der Effektivität und der Identifizierung der besten Prozesse, während die Visitation die Organisation im Visier hat. Die Tabelle 7 zeigt die Gegenüberstellung der beiden Methoden.

Tabelle 7: Visitation versus Benchmarking (Quelle: in Anlehnung an Hollands et al., 2000)

Benchmarking	Visitation
Kombination von interner und externer Prüfung	
Verschiedene Prozesse und Protokolle werden anhand der Effektivität miteinander verglichen. Der beste Prozess wird identifiziert und durch die Institution übernommen.	Im Zentrum stehen die Organisation und Durchführung der Behandlung innerhalb einer Abteilung, eines Bereichs oder einer Klinik.
Kombination von zentraler und dezentraler Prüfung	
Sowohl informeller als auch formeller Start möglich	Formeller Charakter
Qualitätsprüfung von einzelnen oder mehreren Prozessen	Sehr breite Qualitätsprüfung
Prüfung kann regelmässig mehrmals innerhalb eines Jahres stattfinden	Prüfung kann auf Grund der intensiven Vorbereitung der Institution maximal einmal pro Jahr stattfinden

2.6.4 Critical Incidence Registration Systems (CIRS)

Das Risikomanagement sowie Fehlermeldesysteme erhalten im Rahmen des Qualitätsmanagements einen höheren Stellenwert. Ein Fehlermeldesystem zeichnet sich dadurch aus, dass durch das Sammeln von Informationen über kritische Zwischenfälle Erkenntnisse für Korrekturen gewonnen und damit künftige Fehler vermieden werden. Auch im Gesundheitswesen haben diese Techniken Einzug gehalten. Unter kritischen Zwischenfällen versteht man Ereignisse oder Umstände, die einen negativen (oder positiven) Einfluss auf die Ziele eines Systems haben (können). Im Gesundheitswesen kann man darunter Ereignisse verstehen, die ohne Intervention zu einem unerwünschten Ausgang, d. h. einer physischen oder psychischen Beeinträchtigung eines Patienten hätten führen können oder trotz Intervention dazu geführt haben. Dies können Medikamentenverwechslungen, falsche Diagnostik oder vergessene Therapien sein. Eine systematische Sammlung solcher Ereignisse kann strukturiert untersucht werden und damit als Ausgangspunkt für Qualitätsverbesserungen dienen. Diese Fehlermeldungen, oft auch Reporting genannt, stellen heutzutage im Gesundheitswesen zentrale Elemente des Risikomanagements dar.

Um ein einheitliches Reporting von kritischen Ereignissen im Gesundheitswesen zu fördern, hat die perioperative Patient Safety Group der Universitätsklinken Basel (UHBS) auf der Basis ihrer langjährigen Erfahrung in Zusammenarbeit mit FMH und Pflege (SBK) den minimalen Datensatz eines generischen anonymen Critical-Incident-Systems definiert und im Internet unter www.CIRSmedical.ch bzw. www.CIRSmedical.org zugänglich gemacht. Neben einem einfachen Reporting sind bereits eine interaktive Darstellung von «reported incidents», eine Analyse und zusätzliche Tools in dem Programm integriert. Diese sich selbst installierende Einzelplatz-Applikation, ist frei herunterladbar (CIRSmedical.exe) mit der einzigen Vorgabe, dass die anonymen Incidents zwecks konsolidierter Analyse regelmässig an die zentrale, anonymisierende Sammelstelle gesandt werden (Kaufmann et al., 2002).

Mit der Implementierung eines CIR-Systems ist noch keine Qualitätsverbesserung erreicht. Das CIRS ist ein Instrument, um Schwachstellen oder Probleme systematisch zu erfassen. Die Qualitätsverbesserung beginnt erst dort, wo Lösungen für die Probleme erarbeitet und verbindlich umgesetzt werden. Ein CIRS ohne entsprechende organisatorische Voraussetzungen ist eine Methode der Datensammlung ohne Konsequenzen. Exemplarische organisatorische Voraussetzungen für das Erreichen von Qualitätsverbesserungen sind:

- klar geregelte Verbindlichkeiten, Aufgaben und Kompetenzen einschließlich der dafür benötigte Ressourcen und Befugnisse
- standardisierte Vorgehensweisen für den Umgang mit den erhobenen Daten
- Durchführung von Verbesserungsprojekten und deren Dokumentation
- Messungen der Qualitätsverbesserungen mittels Indikatoren.

Neben den organisatorischen Voraussetzungen müssen für die Umsetzung von CIRS auch Betriebs- und Managementkulturen berücksichtigt werden. Dazu muss in Einrichtungen des Gesundheitswesens eine Fehlerkultur geschaffen werden, die es zulässt, über unerwünschte Ereignisse und Situationen, die fast zu ihnen geführt hätten («near misses»), offen zu sprechen. Das Ziel muss sein, Mechanismen und Verhaltensweisen zu erzeugen, die Fehlcr künftig verhindern.

3. Grundlagen der Qualitätsentwicklung

Es ist die Aufgabe des Managements,
das System zu optimieren.

Edward Deming

3.1 Darstellungen des Qualitätszyklus

Erst wenn die Entscheidungen gefällt sind, mit welchem Ziel und für welchen Zweck die Qualitätssicherung und -förderung stattfinden soll, kann über die weiteren Methoden entschieden werden. Eines jedoch haben alle Methoden gemeinsam; sie basieren auf den Grundsätzen eines Qualitätszyklus. Dieser wurde von verschiedenen Personen bereits beschrieben. Die verschiedenen Zyklen finden in unterschiedlichen Arbeitsgebieten ihren Haupteinsatz. Sie unterscheiden sich durch die Anzahl der einzelnen Phasen, wobei die Einteilung in vier Grundphasen bei allen Autoren ersichtlich ist.

3.1.1 Plan-Do-Check-Act (PDCA) nach Deming

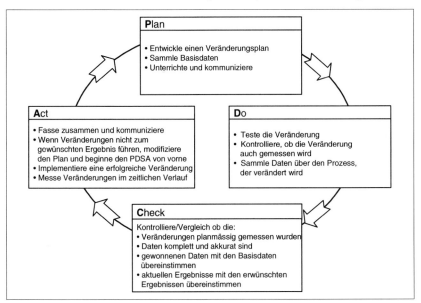

Abbildung 17: PDCA-Zyklus nach Deming

Der PDCA-Zyklus ist eine japanische Weiterentwicklung des Deming-Rades von Edward Deming. Deming selbst weist jedoch darauf hin, dass dieser Kreis von seinem Lehrer Shewart stammt und als Shewart-Zyklus für Lernen und Verbesserung bekannt wurde. Edward W. Deming ist eine der bedeutendsten Persönlichkeiten in der Geschichte des Qualitätsdenkens. Als wohl bekanntester und meistzitierter Berater, Lehrer und Autor zum Thema Qualität hat Deming über 200 Arbeiten veröffentlicht. Er verstarb 93-jährig im Jahre 1993, und in einem der Nachrufe stand geschrieben: «Die Qualitätsbewegung hat mit ihm eine ihrer markantesten Persönlichkeiten verloren» (Kamiske/Brauer, 1995).

3.1.2 Plan-Do-Check-Act- (PDCA)-Zyklus

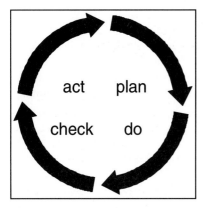

Abbildung 18: PDCA-Zyklus

Auch der vereinfachte PDCA-Zyklus beschreibt verschiedene Aktivitäten, die in einem Prozesshintereinander geschaltet sind und eine Verbesserung zum Ziel haben (Imai, 1994). In der ersten Phase wird ein Verbesserungsplan mit daraus abgeleiteten Massnahmen erstellt («plan»). Der Massnahmenplan wird in der Phase zwei in die Tat umgesetzt («do»). Die Auswirkungen der Massnahmen werden beobachtet, festgehalten und überprüft («check»). Danach werden die Ergebnisse analysiert, und der Zyklus kann wieder von vorne beginnen («act») (Kamiske/Brauer, 1995).

3.1.3 Qualitätssicherungprozess nach Norma Lang

Norma Lang passte für ihre Tätigkeiten den Shewart-Zyklus an. Sie beschreibt in ihrem Zyklus (1976) acht Schritte der Qualitätssicherung und -förderung:

1. Identifizieren von Werten und Normen bezüglich des Themas
2. Festlegen und formulieren von Standards und Kriterien
3. Erheben des Unterschieds zwischen dem Standard und der tatsächlich geleisteten Arbeit
4. Interpretieren der Ergebnisse und Darstellen von Stärken und Schwächen
5. Festlegen von Massnahmen auf Grund der vorhergehenden Analyse
6. Setzen von Prioritäten, welche Massnahmen ergriffen werden sollen
7. Umsetzen der gewählten Massnahmen
8. Durchführen einer erneuten Evaluierung der tatsächlich geleisteten Pflege.

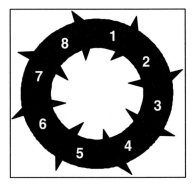

Dieser Prozesszyklus wurde durch andere Organisationen übernommen. So wird zum Beispiel durch die American Joint Commission ein adaptiertes Modell dieses Zyklus angewendet, das in 10 Phasen eingeteilt ist. Auch der Australian Council on Healthcare Standards benutzt das Lang-Modell, mit der Adaption, dass es als Problemlösungsverfahren angewendet wird.

Abbildung 19: Qualitätssicherungsprozess nach Norma Lang

3.1.2 Dynamic Standard Setting System (DySSy)

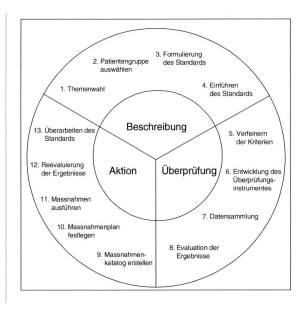

Dem Dynamic Standard Setting System (Dynamisches Standard-Entwicklungssystem), auch bekannt als Dynamic Quality Improvement Program (DQI), liegen unter anderem der Lernzyklus von Shewart sowie der Qualitätszyklus nach Norma Lang zu Grunde. Es wurde in England durch das Royal College of Nursing (RCN) entwickelt zur Entwicklung, Überwachung und Evaluierung von handlungsspezifischen Qualitätskriterien (HQK) auf Abteilungsebene.

Abbildung 20: Dynamic Standard Setting System

Es basiert auf der Annahme, dass die Qualität des täglichen Handelns und deren Beurteilung durch Personen aus der Praxis vorgenommen werden sollten. Das System ist in 13 Phasen eingeteilt (Marr/Giebing, 1994).

3.1.5 Stationsgebundene Qualitätssicherung nach CBO

Die CBO (Qualitätsinstitut für die Gesundheitsversorgung, Niederlande) mit Sitz in Utrecht koordiniert die Qualitätssicherung und -förderung für eine grosse Anzahl von Instituten in den Niederlanden. Sie führt fest umrissene Methoden für Qualitätssicherung ein und bietet Schulungen dazu an. Die Methode basiert ebenfalls auf dem Qualitätszyklus von Norma Lang sowie auf dem System von Schroeder und Maibusch (1984, in: Dean-Baar, 1993). Das Verfahren verläuft in sechs Schritten:

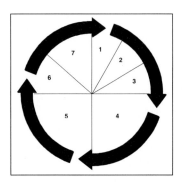

1. Bestimmung der pflegerischen Werte (gesellschaftliche, professionelle und wissenschaftliche)
2. Themenwahl
3. Festsetzung der Standards und Kriterien
4. Datensammlung
5. Ist-Soll-Vergleich
6. Schlussfolgerungen ziehen und Änderungsplan aufstellen
7. Umsetzung des Änderungsplans.

Abbildung 21: Zyklus der stationsgebundenen Qualitätssicherung nach CBO

3.1.6 Qualitätsverbesserungsmethode nach Langley und Nolan

Langley und Nolan`s Modell fasst alle Aktivitäten und Konzepte, die zur Verbesserung benötigt werden, in einem anschaulichen und einfachen Modell zusammen. Es beinhaltet drei Fragen und den PDSA-Zyklus und dient dazu, Veränderungen und damit Verbesserungen in relativ kurzer Zeit zu erreichen. Daher wird dieser Zyklus auch «Rapid Cycle» genannt.

Was versuchen wir zu erreichen?
(Ziele)

Wie wissen wir, dass die Veränderung eine Verbesserung ist?
(Messungen)

Welche Veränderung können wir durchführen, aus der eine Verbesserung resultiert?
(Veränderungen)

act   plan

study   do

Abbildung 22: Qualitätsverbesserungsmethode nach Langley et al. (1996)

Die drei Eingangsfragen für den Zyklus lauten:
- Was versuchen wir (Arbeitsgruppe) zu erreichen (Ziele)?
- Wie wissen wir, dass die Veränderung eine Verbesserung ist (Indikator)?
- Welche Veränderung können wir durchführen, aus der eine Verbesserung (Veränderung) resultiert?

Dieses zyklische Vorgehen wird vorzugsweise von Projektteams in allen Branchen angewandt. Nachdem der Sollzustand in Form von Zielen beschrieben ist, werden Indikatoren für die Veränderung bestimmt (z. B. weniger Komplikationen). Danach werden die Massnahmen, die zur Verbesserung führen, beschrieben. Abschliessend werden alle Veränderungen einzeln anhand des PDSA-Zyklus durchgeführt. In dem Zyklus dieses Modells wird der Begriff «study» an Stelle des Begriffes «check» verwendet.

3.1.7   Schlussfolgerung

Alle vorgestellten Modelle des Qualitätszyklus zeigen die gleichen charakteristischen Grundzüge:
- In allen Zyklen wird die Überprüfung der festgelegten Kriterien beschrieben, denn wie schon der Qualitätsdenker Philipp B. Crosby sagte: «Qualität ist frei, aber niemand wird sie kennen lernen, wenn es nicht ein System der Bewertung gibt» (Crosby, 1995).
- Die Evaluation der Ergebnisse in Form einer Analyse, die Grundlagen für einen Veränderungsplan liefert, findet sich ebenfalls in allen Zyklen wieder.
- Das zyklische Vorgehen der verschiedenen Systeme ist gleichermassen für die Standardisierung als auch zur Optimierung geeignet und ist ein dynamischer Prozess.

3.2.   Anmerkungen zur Entwicklung

3.2.1   Das alte BAGE-Modell[©]

Das BAGE-Modell[©] wurde 1999 von Paul C. M. *Ba*artmans und Veronika *Ge*ng (BAGE) auf Grund von Erfahrungen in der Praxis und verschiedener Aspekte der vorher erwähnten Modelle entwickelt. Als Grundlage für die Entwicklung des BAGE-Modells[©] dienten u. a. das Norma Lang Model for Quality Assurance (1976), das Marker Umbrella Model for Quality Assurance (1987) und die stationsgebundene Qualitätssicherung des ehemaligen nationalen Instituts für Qualitätssicherung im Gesundheitswesen der Niederlande (CBO), heute Qualitätsinstitut für die Gesundheitsversorgung. Daneben wurden die Erfahrungen bei der Entwicklung und Implementierung eines wissenschaftlichen, zentralen Instruments zur Erhebung der

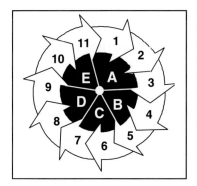

Pflegequalität am Schweizer Paraplegiker-Zentrum Nottwil einbezogen (Baartmans, 1997). Qualitätssicherungsprozess und Förderungsprozess wurden in fünf Grossbereiche (A bis E) eingeteilt, welche wiederum in elf Arbeitsphasen unterteilt waren. Diese Arbeitsphasen basieren auf Entscheidungen und Aktivitäten, die getroffen werden oder stattfinden sollten.

Abbildung 23: Das alte BAGE-Modell[©]

3.2.2 Das neue BAGE-Modell[©]

Nach mehrjährigen Erfahrungen der Autoren im Rahmen von mono- und multidisziplinären Qualitätsprojekten, die Mitwirkung bei Qualitätsprojekten auf Bundesebene sowie verschiedene Lehrtätigkeiten im Qualitätsmanagement haben zur Anpassung des BAGE-Modells[©] an die neusten Gegebenheiten geführt. Neueste Erkenntnisse des Qualitätsmanagements einschließlich unterschiedlichster Forschungen und Literatur sind in die Entwicklung eingeflossen.

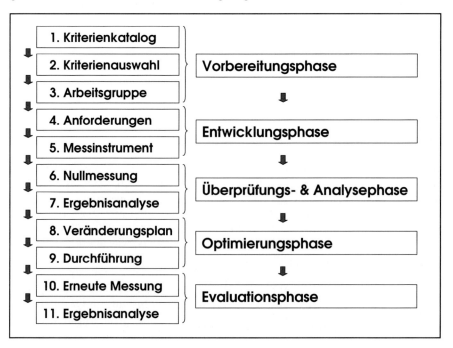

Abbildung 24: Das neue BAGE-Modell[©]

Das BAGE-Modell© kann jetzt für beide Methoden der Qualitätsverbesserung – sowohl für die Standardisierung als auch für die Optimierung – verwendet werden (s. Kap. 2.1). Der Qualitätsverbesserungsprozess wird auch im neuen BAGE-Modell© in fünf Grossbereiche eingeteilt, welche wiederum in elf Arbeitsphasen unterteilt sind. Auf Grund der Schwierigkeiten, die mit der Implementierung des Qualitätsmanagements einhergehen, sind neue Modelle zur Unterstützung in der Praxis entwickelt worden. Die eigene Erfahrung der Autoren mit diesen Schwierigkeiten führte dazu, dass das Modell von Langley und Nolan in adaptierter Form (FAKTS) in das neue BAGE-Modell© integriert wurde. Die Aktivitäten, die dazu benötigten Methoden und Instrumente, welche in den Arbeitsphasen anfallen, werden in den weiteren Kapiteln detailliert erläutert.

Zur besseren Orientierung sind am Anfang jedes Abschnitts die jeweilige Phase mit den dazugehörigen Aktivitäten in einer Übersicht dargestellt.

3.3. Die Phasen des BAGE-Modells©

3.3.1 Vorbereitungsphase

Diese Phase dient der Auswahl des zu bearbeitenden Themas und der Personen für die Qualitätssicherung und -förderung und wurde in drei Teilbereiche unterteilt.

3.3.1.1 Themenkatalog erstellen

Aktivität	Phase
1. Themenkatalog	
2. Themenauswahl	Vorbereitung
3. Arbeitsgruppe	

Die Erstellung des Themenkatalogs dient der Sammlung von verschiedenen Themen oder Problemen, welche in den folgenden Schritten selektiert und nach Prioritäten geordnet werden sollen. In diesem Schritt geht es in erster Linie darum, Themen zu sammeln, damit sich herauskristallisiert, welches Thema bei der Qualitätsverbesserung angegangen werden soll.

 Die Fragen, die sich dabei stellen, sind unter anderem:
• Welche Probleme liegen im Arbeitsalltag vor?
• Welche Thematik wird immer wieder diskutiert, führt zu unendlichen Diskussionen und Unstimmigkeiten?
• Bei welchen Tätigkeiten bzw. Massnahmen treten immer wieder Probleme, Mängel oder Fehler auf?

Es stehen verschiedene Möglichkeiten zur Verfügung, wie die Themenauswahl durchgeführt werden kann. Diese Techniken werden bei der Identifizierung von Problemen in Kapitel 6 detailliert erläutert.

3.3.1.2 Themenauswahl

Aktivität	Phase
1. Themenkatalog	
2. Themenauswahl	Vorbereitung
3. Arbeitsgruppe	

Der vorliegende Themenkatalog wird in diesem Schritt differenziert betrachtet, um herauszufinden, ob sich die Themen überhaupt zur Qualitätsentwicklung eignen. Des Weiteren werden die Prioritäten der zu bearbeitenden Themen festgelegt. Hierzu können ebenfalls Qualitätsinstrumente verwendet werden. Dies sind die Priorisierungsinstrumente, wie z. B. das einfache oder das gewichtete Voting oder die Erstellung einer Prioritätenmatrix, die in Kapitel 6 ausführlich beschrieben werden.

3.3.1.3 Auswahl der Arbeitsgruppe

Aktivität	Phase
1. Themenkatalog	
2. Themenauswahl	Vorbereitung
3. Arbeitsgruppe	

Die Teilnehmer und die Zusammensetzung der Arbeitsgruppe zur Entwicklung von Qualitätsstandards sind abhängig von dem ausgewählten Thema. Qualitätsstandards können mono- oder multidisziplinär, aber auch für Einen oder mehrere Bereiche in einer Institution formuliert werden. Das Thema gibt vor, welche Personen bei der Qualitätsstandardentwicklung benötigt werden. Handelt es sich um ein rein bereichsbezogenes Thema, dann werden sich Mitarbeiter aus diesem Bereich, sei er nun mono- oder multidisziplinär, zusammensetzen. Wenn Expertenwissen zu einer Thematik erforderlich oder gefragt ist, werden entsprechende Experten zur Entwicklung zugezogen. Für einen Standard, bei dem der Hauptfokus der Patient ist, könnten beispielsweise auch Patienten an dieser Entwicklung mitwirken. Generell stellt sich die Frage, wer die Kriterien bzw. Anforderungen der Qualitätsstandards formuliert. Es gibt verschiedene Möglichkeiten der Formulierung, die nachfolgend mit Vor- oder Nachteilen beschrieben werden.

Formulierung durch Experten
Diese Methode besagt, dass die Formulierung von Kriterien der Richtlinien oder Standards durch eine Gruppe von Experten auf Bundesebene geschehen sollte. Die Schwierigkeit liegt bei der Umsetzung von Expertenkriterien und -standards auf der

Ebene der direkten Ausführung (Abteilung/Bereiche). Beispiele solcher durch Experten formulierten Standards aus der Schweizer Pflegepraxis sind die in Kapitel 2 genannten Pflegestandards oder die Qualitätsnormen für die Pflege und Be-gleitung von alten Menschen. Diese Art der Operationalisierung von Standards in der Praxis ist sehr weit verbreitet (Kitson et al., 1994). Eine ähnliche Vorgehensweise hat das Deutsche Netzwerk für Qualitätsentwicklung in der Pflege (2002) bei der Erstellung ihrer Expertenstandards gewählt. Die meistgeäusserte Kritik an dieser Methode ist, dass sie als Auferlegung einzelner Ideen von praxisfernen Leuten erlebt wird. Eine mögliche Konsequenz dessen ist, dass die meisten Ideen verworfen oder nur formell akzeptiert werden, somit findet keine wirkliche Verhaltensänderung statt (Kitson, et al., 1994; Ettema, 1993).

Formulierung durch Personen aus der Praxis
Eine weitere Variante besagt, dass Personen aus der Praxis die Formulierung vornehmen sollten. Es sollten auf der eigenen Organisationseinheit oder Abteilung eigene Kriterien und Standards formuliert werden, um so zu einer Qualitätskontrolle der eigenen Arbeit zu gelangen. Auf diese Weise formulierte Kriterien und Standards werden einfacher akzeptiert und in der Praxis umgesetzt.

Die Kritik an dieser Art der Kriterien-, Standard- und Richtlinienformulierung liegt vor allem darin, dass die so formulierten Kriterien infolge der nicht vorhandenen oder mangelhaften Schulung, der ungenügenden Investition von Zeit und der unzureichenden Anwendung von Informationsquellen keine Gültigkeit oder Zuverlässigkeit besitzen.

Formulierung durch Patienten
«Der Patient/Klient bestimmt die Qualität». Diese Auffassung ist mit grosser Wahrscheinlichkeit auf eine Äusserung von Avedis Donabedian aus dem Jahre 1980 zurückzuführen, welche folgendermassen lautete: «Die Patientenzufriedenheit ist von fundamentaler Bedeutung bei der Messung der Versorgungsqualität, weil sie Informationen über den Erfolg des Leistungserbringers liefert. Dieser Erfolg besagt, ob der Leistungserbringer die Werte und Erwartungen des Klienten erfüllt hat (Dies sind Dinge, für die der Klient Experte ist). Das Messen der Zufriedenheit ist darum ein wichtiges Instrument für die Forschung, Führung und Planung!»

Diese Auffassung wird verstärkt durch die Tendenz, marktwirtschaftliche Prinzipien und Wirkungsmechanismen ins Gesundheitswesen zu transferieren. Dies lässt sich in der Praxis sehr schwierig umsetzen, weil kein Patient die Fachkompetenz der Behandlungspersonen beurteilen kann, da ihm dazu das Fachwissen fehlt. Die Aspekte der Qualität, die er beurteilen kann, sind meist sehr subjektiv, z. B. ob er ausreichend informiert wurde, ob das Personal freundlich war etc. Diese aus den Augen des Patienten gesehenen Aspekte der Qualität werden meist mit dem Begriff der Patientenzufriedenheit verbunden, machen aber über die fachliche Qualifikation keine Aussagen.

In vielen Bereichen ist der Einbezug von Patienten in die Standardentwicklung sicherlich als wichtig zu beurteilen. Jedoch muss klar festgelegt werden, welche

Qualitätsanforderungen von der Berufsgruppe und welche vom Patienten bestimmt werden können. Besonders relevant wird die Meinung des Patienten dann, wenn es um die eigentliche Qualitätserhebung geht, dass heisst, wenn der Patient beurteilen soll, ob vorgegebene Qualitätsanforderungen auch effektiv erfüllt werden.

Variationen der Formulierungspersonen
Auf Grund der oben genannten Erläuterungen sowie der Vor- und Nachteile der genannten Systeme entstehen mehr und mehr Mischformen der Systeme. So existieren Mischformen der zentralen und dezentralen Methoden der Qualitätssicherung und -förderung. Ein Beispiel dafür ist die Qualitätsstandardentwicklung als interner Prozess, der von den direkt Betroffenen (z. B. Therapeuten/Pflegende) zusammen mit Experten (Wissenschaftler) entwickelt wurde; die Organisation der Überprüfung stellt dann eine Aufgabe für das Management dar.

Dies bedeutet, dass vor allem die Leute an der Basis in den Prozess der Qualitätssicherung und -förderung einbezogen werden müssen (Tab. 8). Nur so können sie motiviert werden, einen Beitrag zu einer guten Qualität des Produktes, in unserem Fall die direkte Versorgung am Patienten, zu leisten.

Die beschriebenen Klassifikationen bzw. Modelle dienen dazu, Transparenz in die Welt der Qualitätssicherung und -förderung zu bringen. Darüber zu streiten, welche Methode oder welches Instrument auf Grund der oben genannten Einteilungen besser oder schlechter ist, ist überflüssig. Die Effektivität der Methode oder des Instrumentes hängt davon ab, ob die Frage: „Mit welchem Zweck wird die Qualitätsprüfung durchgeführt, und/oder welche Entscheidungen möchte ich treffen?" klar beantwortet werden kann.

Tabelle 8: Beispiele von Arbeitsgruppen für die Entwicklung von Qualitätsstandards

Arbeitsgruppe	bereichsbezogen z. B. Pflegeabteilung	bereichsübergreifend z. B. Chirurgie	institutionsbezogen z. B. komplette Klinik
monodisziplinär - nur Pflege - nur Medizin - nur Physiotherapie	Pflegestandard: chirurgischer Verbandswechsel	Pflegestandard: Pflegeanamnese Neurochirurgie und Neurologie	Pflegestandard: Aufnahmegespräch
multidisziplinär mehrere Disziplinen sind in die Thematik involviert	Standard: Mobilisation von Patienten nach Hüfttotalendoprothese	Standard: parenterale Ernährung nach Operationen	Standard: Umgang mit suizidgefährdeten Patienten

3.3.2 Entwicklungsphase

Ein Qualitätsstandard besteht aus Normen und Werten, die in den einzelnen Elementen zum Ausdruck kommen. Normen und Werte basieren auf aktuellen, wissenschaftlichen und beruflichen Erkenntnissen (s. a. Kap. 5). Des Weiteren werden die Normen und Werte durch die Gesellschaft, die Kultur und Institutionen beeinflusst. Dementsprechend muss ein Qualitätsstandard immer wieder an die beruflichen, gesellschaftlichen, kulturellen und institutionellen Bedingungen adaptiert werden, weil Normen und Werte Veränderungen unterliegen. So kann ein Qualitätsstandard nicht ohne Adaptionen von einer Kultur, einer Institution oder einer Berufsgruppe in die andere transferiert werden. Die Akzeptanz von solchen unreflektierten Standardtransfers ist bei Berufsangehörigen gering und kann auch zu Falschaussagen oder Fehlinterpretationen führen.

3.3.2.1 Elemente eines Qualitätsstandards

Ein Standard nach Qualitätsgesichtspunkten besteht aus der Problembeschreibung, der Begründung des Standards, den Qualitätskriterien und einem Messinstrument, mit dem die Qualitätskriterien überprüft werden können (Abb. 25).

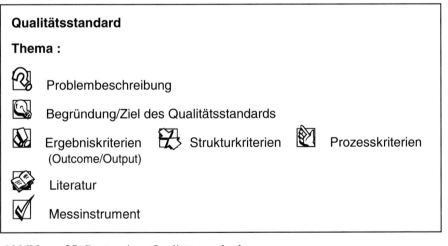

Abbildung 25: Raster eines Qualitätsstandards

Problembeschreibung
Hier werden die Probleme oder Teilprobleme beschrieben, welche genau diesem Standardthema zu Grunde liegen oder immer wieder auftauchen. Diese werden aufgelistet und, soweit möglich, bereits analysiert.

Begründung des Qualitätsstandards
Aus den Problemstellungen ergibt sich die Begründung, warum der Qualitätsstandard überhaupt entwickelt wird, bzw. es wird erläutert, was mit dem Standard erreicht werden soll. Dies kann auch als Zielsetzung des Standards definiert werden.

3.3.2.2 Anforderungen

Aktivität	Phase
4. Anforderungen	} Entwicklung
5. Messinstrument	

Die Anforderungen/Kriterien werden analog Donabedian nach Struktur-, Prozess- und Ergebniskriterien aufgeteilt. Die Kriterien müssen nach der RUMBA-Regel formuliert werden. Diese Regel setzt sich aus den Anfangsbuchstaben folgender englischer Begriffe zusammen: **R**elevant, **U**nderstandable, **M**easurable, **B**ehaviourable, **A**ttainable (Tab. 9)

Tabelle 9: Die Rumba Regel

R elevant	= relevant
U nderstandable	= verständlich
M easurable	= messbar
B ehaviourable	= durch eindeutige beobachtbare Verhaltensbegriffe umschrieben
A ttainable	= erreichbar

Die RUMBA-Regel wurde bereits 1973 von der Kalifornischen Medizinischen Gesellschaft zur Formulierung von Kriterien entwickelt. Die RUMBA-Regel umschreibt fünf Anforderungen, welche erfüllt sein müssen, um die einzelnen Kriterien der Standards überprüfbar zu machen:

- **R** steht dabei für die Relevanz des Kriteriums, das heißt, das formulierte Kriterium muss in direktem Zusammenhang mit dem Thema oder der Problembeschrei-bung stehen.
- **U** steht für die Verständlichkeit des Kriteriums, das heißt, die Interpretation eines formulierten Kriteriums wird ausgeschlossen und somit für alle Anwender eindeutig.
- **M** steht für die Messbarkeit des Kriteriums, das heißt, die Messbarkeit des Kriteriums muss bei der Formulierung bereits berücksichtigt werden.
- **B** steht für die eindeutig beobachtbaren Verhaltensbegriffe und wird nur bei der Formulierung der Prozess- und Ergebniskriterien angewendet. Das heisst, die Prozesskriterien, welche formuliert werden, sind beobachtbar, und die Verantwortlichkeiten werden ersichtlich.

- **A** steht für die Erreichbarkeit, das heißt, das formulierte Kriterium beschreibt den Sollzustand, der auf Grund des professionellen Handelns erreicht werden soll. Daraus kann allerdings ein Spannungsfeld gegenüber der ökonomischen Zielsetzung entstehen. Diese Anforderung ist aber notwendig, damit der ökonomische Istzustand nicht mit dem professionellen Sollzustand gleichgesetzt wird. Bei unterschiedlichen Interessenvertretungen innerhalb einer Institution zwingt dies zu einer klaren Positionierung und den daraus resultierenden Konsequenzen.

Jedes einzeln formulierte Kriterium eines Qualitätsstandards soll allen fünf Anforderungen gerecht werden.

Ergebniskriterien

Die Ergebniskriterien werden unterteilt in Output- und Outcomekriterien. Die Outputkriterien stellen das direkte Ergebnis eines Prozesses dar. So sind z. B. die desinfizierten Hände das Ergebnis einer korrekt durchgeführten Händedesinfektion.

Demgegenüber steht das Outcomekriterium. Dabei geht es um das indirekte Ergebnis des Prozesses oder, anders ausgedrückt, um das Ergebnis des Systems. Zu oben erwähntem Beispiel wäre das Outcomekriterium die Anzahl der nosokomialen Infektionen, die durch die Händedesinfektion verhindert werden. Als ein weiteres Beispiel zur Illustration dieser Unterscheidung sei die Hautkontrolle zur Dekubitusprophylaxe angeführt. Die durchgeführte Hautkontrolle ist das Ergebnis des Prozesses – das Outputkriterium. Die Vermeidung von Dekubitalulzera auf Grund der durchgeführten Prozesse (Hautkontrollen) ist das Outcomekriterium. Die Veränderungen im Gesundheitszustand des Patienten (Outcome) sind das Ergebnis aller Beiträgen zur Behandlung, auch die des Patienten. Dies bedeutet, dass die direkten Effekte therapeutischer Interventionen schwierig isoliert betrachtet werden können (Higginbottom/Hurst, 2001). Nach diesen Erläuterungen liegt es auf der Hand, dass in einem Qualitätsstandard die Ergebniskriterien sowohl als Output- als auch als Outcomekriterien definiert werden sollen.

In vielen Qualitätsverbesserungsprojekten werden Ergebniskriterien als Auslöser für Qualitätssicherungs- und Förderungsprogramme verwendet, weil sie eine Antwort auf die Frage geben:

- Profitiert der Patient von den Leistungen, welche an ihm erbracht werden?
- Für die an der Behandlung beteiligte Berufsgruppe stellt sich daraus abgeleitet die Frage, welche Effekte die jeweils angewendeten Massnahmen bzw. Therapien der Berufsgruppe haben.
- Was passiert, wenn diese Massnahmen nicht, falsch oder unvollständig durchgeführt werden?
- In welchem Zusammenhang stehen die einzelnen Massnahmen, wenn mehrere Berufsgruppen an der Behandlung beteiligt sind?
- Wie sind die Schnittstellen zwischen den Berufsgruppen definiert?

Strukturkriterien

Die Strukturkriterien beziehen sich auf die äusseren Bedingungen, unter denen die Arbeit stattfindet, wie zum Beispiel bauliche, technische, aber auch personelle Ausstattung bis hin zu Kenntnissen der einzelnen Personen. Die Frage, die in erster Instanz gestellt werden muss, lautet: Welche Voraussetzungen werden gebraucht, um eine qualitativ gute Arbeit bezogen auf das Thema des Standards oder der Output- bzw. Outcomekriterien leisten zu können?

Die Strukturkriterien sollten sich auf professionelle, wissenschaftliche Erkenntnisse stützen. Dadurch besteht die Möglichkeit, dass die Kriterien unter Umständen nicht mit den Strukturen der Institution übereinstimmen, aber nach den professionellen Erkenntnissen für die gute Qualität notwendig sind. Aus diesem Grund kann z. B. aufgezeigt werden, dass der Bereich der Patientenverpflegung im Rahmen ihrer Möglichkeiten die bestmögliche Verpflegung bietet und, um diese zu optimieren, Strukturverbesserungen notwendig sind. Hierbei wird die RUMBA-Regel in verkürzter Version angewendet, der so genannten RUMA-Regel (**R**elevant, **U**nderstandable, **M**easurable, **A**ttainable).

> Die Formulierungen der Strukturkriterien lauten sehr oft: «vorhanden sind ...», «anwesend sind ...», «... liegen vor ...».

Prozesskriterien

Die Prozesskriterien beziehen sich auf Abmachungen in Bezug auf Handeln und Ausführung. Dabei wird die Ausführung der Handlung Schritt für Schritt beschrieben, und bei bereits vorhandenen Beschreibungen werden Querverweise angebracht, wie z. B. «Siehe Bedienungsanleitung» oder «Siehe Handlungsanweisung». Hier muss der Quervergleich stattfinden, ob zu den beschriebenen Prozessen auch die notwendigen Strukturen aufgelistet sind und umgekehrt. Mit den beschriebenen Strukturen muss ein Prozess ablaufen, sonst haben diese Strukturen keinen Zweck.

> Die Prozesskriterien werden meistens mit Tätigkeitswörtern umschrieben: Die Ausführende/der Ausführende macht ..., erklärt ..., fragt ..., informiert ..., gibt ..., instruiert... o. ä.

In einem Qualitätsstandard ist es daher zentral, dass die einzelnen Kriterien aufeinander abgestimmt sind. Wenn ein Ergebniskriterium vorliegt, müssen dazu Struktur- und Prozesskriterien formuliert werden. Bei den Kriterien können Querverweise auf Richtlinien bzw. Handlungsanweisungen angebracht werden.

Literatur

Die Literatur, welche dem Standard oder der Formulierung der einzelnen Kriterien zu Grunde liegt, aus der die Normen und Werte entnommen wurden, wird aufgelistet. Hinweise, wie man zu diesen Informationen kommt, finden sich in Kapitel 5.

3.3.2.3 Entwicklung eines Messinstruments zur Überprüfung eines Qualitätsstandards

Aktivität	Phase
4. Anforderungen	⎫
5. Messinstrument	⎬ Entwicklung

Das Messinstrument ist ein unabdingbarer Bestandteil des Qualitätsstandards. Es dient dazu, die definierten Strukturkriterien auf ihr Vorhandensein und die Prozesskriterien auf ihre Durchführung hin zu überprüfen.

Das Messinstrument besteht aus einzeln formulierten Fragen, mit denen der Istzustand, d. h. die Realität der geleisteten Arbeit überprüft wird. Das Instrument muss so eindeutig sein, dass verschiedene Personen, die den Istzustand damit erheben, zu identischen Ergebnissen kommen.

Das Messinstrument und die Methode zur Datenerhebung müssen folgenden Anforderungen gerecht werden, das heißt, sie müssen:

- valide sein (sie müssen das Messen, was sie vorgehen zu Messen)
- reliabel sein (bei wiederholten Messungen zu gleichen Ergebnissen führen)
- praktisch anwendbar (bei geringem Aufwand einfach einsetzbar) sein
- sensitiv sein (Verbesserungen oder Verschlechterungen müssen registriert werden)
- akzeptabel sein für die Anwender (Grol, 1995) und bei den Personen, die überprüft werden, keine Angst auslösen.

Ein Antwortkatalog zu den Fragen muss vorhanden sein. Dies ist vor allem für die Fragen wichtig, die nicht mit Ja oder Nein beantwortet werden können, wie z. B. bei Aufzählungen oder bei mehreren Nennungen, die erwartet werden.

Erhebungsmethoden
Vereinzelte Beispiele systematischer Datenerhebungen, insbesondere in Form von Volkszählungen, wurden bereits aus dem Altertum berichtet. Zu einer der bekanntesten Erhebungen aus dieser Zeit zählt sicherlich die Volkszählung im Jahre 7 v. Chr. in Palästina. So heisst es im Neuen Testament: «Es begab sich aber zu der Zeit, dass ein Gebot vom Kaiser Augustus ausging, dass alle Welt geschätzt würde. Diese Schätzung war die Allererste und jeder Mann ging, dass er sich schätzen liesse, in seine Stadt» (Lukas 2, 1–3). Auch im heutigen Zeitalter ist die Methode der Befragung zur Erhebung sozial- und wirtschaftsstatistischer Daten sowie zur Erforschung von Einstellungen und Meinungen trotz aller Kritik unverzichtbar. Nachfolgend wird auf die Erhebungsmethoden, aber auch in kurzer Form auf die Vor- und Nachteile sowie die Fehlerquellen bei den Erhebungsmethoden eingegangen.

Grundlegende Erhebungsmethoden

Die Methoden, welche für die Erhebung der Qualität zur Verfügung stehen, sind die Beobachtung sowie die mündliche oder schriftliche Befragung (Abb. 26).

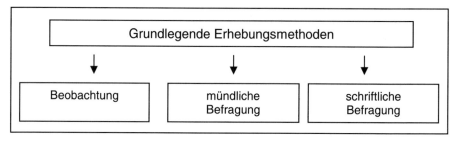

Abbildung 26: Grundlegende Erhebungsmethoden

Befragungsmethoden

Der Begriff «Befragung» wird umschrieben: «Personen geben in schriftlicher oder verbaler Form Antworten auf Fragen, die durch einen Interviewer gestellt werden.»

Es werden zunächst drei Typen von Befragungen unterschieden:
- das persönliche Interview oder auch «Face-to-Face-Interview»
- das telefonische Interview
- die schriftliche Befragung.

Das persönliche Interview war in der Vergangenheit die am meisten verbreitete Befragungsmethode. Neuerdings hat sich aber das Gewicht zu Gunsten des Telefoninterviews verschoben. In den westlichen Ländern mit hoher Netzdichte werden persönliche Interviews in zunehmendem Masse durch telefonische Befragungen ersetzt. Auch lässt sich in letzter Zeit eine Renaissance der schriftlichen Befragung als eigenständige Erhebungsmethode beobachten (Diekmann, 2004). Wenn ein persönliches Face-to-Face-Interview stattfinden soll, dann besteht bei der Patientenbefragung im Falle von Sprachproblemen bei einem persönlichen Interview auch durchaus die Möglichkeit eines Tandeminterviews, bei dem zwei Personen eine Person befragen.

Befragungen können ferner nach dem Grad der Strukturierung oder der Standardisierung unterschieden werden. Dabei reicht die Spannbreite von einem vollständig strukturierten Interview bis hin zu einem unstrukturierten, offenen Interview.

Bei einem vollständig strukturierten Interview werden alle Fragen mit vorgegebenen Antwortkategorien in festgelegter Reihenfolge gestellt. Das offene Interview erfordert hingegen nur minimale Vorgaben, im Extremfall nur die Vorgabe eines Themas der Befragung. Alles Weitere wird dem Gesprächsverlauf überlassen.

Bei der Befragungsmethode sind durchaus auch Mischformen mit teilweisen, halbstrukturierten oder wenig strukturierten Fragen möglich. So kann beispielsweise ein offenes Interview durchaus für die soziodemographische Erhebung einen Teil strukturierter Fragen beinhalten. Bei stark strukturierten Interviews handelt es sich um eine quantitative Methode der Befragung. Dagegen zählt das offene, weniger strukturierte Interview zur qualitativen Methode der Befragung (Diekmann, 2004). Das persönliche Interview wird folgendermassen definiert: «Unter Interview als Forschungsinstrument sei hier ein planmässiges Vorgehen mit wissenschaftlicher Zielsetzung verstanden, bei dem die Versuchsperson durch eine Reihe gezielter Fragen oder mitgeteilter Stimuli zu verbalen Informationen veranlasst werden soll» (Scheuch, 1973, in: Diekmann, 2004).

Bedingungen für die Durchführung von Interviews

Die Methode des Interviews ist nur anwendbar, wenn die folgenden Bedingungen gegeben sind:

- Kooperation der Befragten als Regelfall
  Das Interesse am Thema, die Bereitschaft zur Unterstützung und die Anerkennung dadurch, dass die eigene Meinung von anderen als wichtig erachtet wird, sind Motive des Befragten, an einem Interview teilzunehmen.

- Die Existenz einer Norm der Aufrichtigkeit in Gesprächen mit Fremden
  In westlichen Kulturen haben die meisten Menschen eine Norm derart verinnerlicht, dass sie versuchen, fremden Personen auf Fragen eine „wahre" Antwort zu geben, sofern die Aufrichtigkeit einen gewissen (individuell variierenden) Schwellenwert nicht überschreitet. Das heisst aber auch, dass bei heiklen oder unangenehmen Fragen eher verzerrte Antworten zu erwarten sind. In anderen Kulturen nehmen Höflichkeitsnormen einen höheren Stellenwert ein. Die Methode der Fragestellung insbesondere beim Interview sollte auf den jeweiligen Kulturkreis abgestimmt sein (Diekmann, 2004).

- Eine «gemeinsame Sprache» zwischen Interviewer und befragter Person
  Darunter ist zu verstehen, dass Interviewer und befragte Personen die Bedeutung von Fragen und Antworten in gleicher Weise interpretieren. Solche Probleme können durch entsprechende Prätests herausgefunden und eliminiert werden.

Fehlerquellen im Interview

Im Grossen und Ganzen werden drei Kategorien von Fehlerquellen unterschieden, auch wenn diese nicht immer klar voneinander abgrenzbar sind:

- Befragtenmerkmale, wie z. B. soziale Erwünschtheit
  Fast alle sozialen Aktivitäten und Eigenschaften werden Bewertungen unterzogen. Je nach Schicht oder sozialer Klassenzugehörigkeit, Bildungsgrad und weiteren Merkmalen werden die Bewertungen individuell variieren.

- Response Set
  Als Response Set werden systematische Antwortmuster von Befragten bezeichnet, die unabhängig vom Inhalt der Fragen zu Stande kommen. Dabei werden von manchen Personen Vorlieben für die Mittelkategorie von 5–7 Punktskalen entwickelt. Die Ja-Sage-Tendenz stellt einen typischen Spezialfall des Response Set dar.

- Meinungslosigkeit
  Wenn Meinungen und Bewertungen auch dann geäussert werden, wenn die zu bewertenden Sachverhalte unbekannt oder nicht einmal existent sind, spricht man von Meinungslosigkeit oder Pseudo-Opinions.

Aspekte bei der Formulierung von Fragen

Die Art der Frageformulierung kann die Antwortreaktionen erheblich beeinflussen. Die Effekte müssen dabei nicht immer so offensichtlich sein wie in extremen Fällen von Manipulation durch Suggestivfragen. Allein die Variation logisch äquivalenter Begriffe bei sonst gleichem Fragetext kann grössere Unterschiede im Antwortverhalten hervorrufen. Logik und Fragelogik sind eben nicht dasselbe. Die Bedeutung von «verbieten» und «nicht erlauben» ist zwar logisch äquivalent; psychologisch macht die jeweilige Wortwahl jedoch einen Unterschied (Diekmann, 2004).

Antwortkategorien

Sowohl bei Gesundheitsuntersuchungen als auch bei Studien zum Umweltverhalten oder Interviews in der Marktforschung werden häufig Retrospektivfragen nach dem Verhalten verwendet. Dabei müssen verschiedene Einflüsse berücksichtigt werden. Wird nach der Dauer und Häufigkeit des Verhaltens gefragt, so müssen allfällige Erinnerungsprobleme in Betracht gezogen werden. Bei der Verwendung von geschlossenen Antwortkategorien, wie zum Beispiel ja/nein, 5/10 Jahre, viel/wenig, kann dies zu einem verfälschten Ergebnis führen. Hierbei kann eine einfache Alternative Abhilfe schaffen. Die Antwortkategorien werden weggelassen, und es wird eine offene Frage nach der Dauer oder Häufigkeit des Verhaltens gestellt.

Positionierung

Neben den Effekten der Frageformulierung und der Antwortkategorien spielt auch die Fragepositionierung eine Rolle. Fragen können gewissermassen auf andere Fragen «ausstrahlen» (Halo-Effekt). Dieser Effekt wird auch als Fragenreiheneffekt bezeichnet.

Interviewereinflüsse

Einflüsse äusserer Interviewmerkmale (Geschlecht, Kleidung, Alter) und das Verhalten von Interviewern auf die Antwortreaktionen der Befragten hat man in der Umfrageforschung schon seit langem untersucht (Noelle, 1963; Singer/Presser, 1989). Die Stärke der Einflüsse ist abhängig von den spezifischen Fragen. Im Allgemeinen sind die Ergebnisse bei «sensiblen» Fragen umso weniger verzerrt, je geringer die soziale Distanz zwischen Interviewern und Befragten ist (Reinecke, 1991). Bei telefonischen Interviews entfallen eventuelle Einflüsse optischer Interviewermerkmale, aber wie beim persönlichen Interview können auch bei telefonischen Befragungen Sprache, Geschlecht und verbal geäusserte Erwartungen die Antworten verzerren. Bei schriftlichen Befragungen werden Interviewereinflüsse vollständig ausgeschaltet. Allerdings ist zu bedenken, dass die Anwesenheit eines Interviewers nicht nur Antworten verzerren, sondern auch dazu beitragen kann, verzerrte Antwortreaktionen zu vermeiden, wenn es sich beispielsweise um Verständnisprobleme handelt.

Interviewsituation
Neben der interviewenden Person kann auch die Interviewsituation Einfluss auf das Ergebnis der Befragung haben:

- **Räumliche Umgebung**
  Anhand von Zufriedenheitsskalen zeigte sich beispielsweise in einem Experiment, dass die Bewertung der globalen Lebenszufriedenheit in einem ungemütlichen Befragungsraum geringer ausfällt, als in einer komfortablen Umgebung. Bei der Frage nach der Wohnzufriedenheit sind die Effekte genau umgekehrt. Je «luxuriöser» der Versuchsraum, desto geringere Werte konnten für die Wohnzufriedenheit registriert werden (Diekmann, 2004).

- **Anwesenheit Dritter**
  Durch die Anwesenheit von Drittpersonen kann sich die Antwortreaktion der befragten Person verzerren. Insbesondere bei Fragen zur Familie oder Partnerschaft dürfte die Anwesenheit des Ehepartners der befragten Person eine gewisse Zurückhaltung auferlegen. In telefonischen Interviews dürfte dieser Effekt wieder eine geringere Rolle spielen.

Sponsorship-Effekt
Beim «Sponsorship-Effekt» kann das vorhandene Wissen um den Auftraggeber einer Studie oder Erhebung zu systematischen Antwortfehlern führen. Eine Umfrage zur Arbeitszeitverkürzung im Auftrag des Arbeitgeberverbands wird im Durchschnitt andere Antwortreaktionen auslösen als eine Befragung im Auftrag der Gewerkschaften, sofern den befragten Personen der Auftraggeber bekannt ist (Diekmann, 2004). Sind systematischen Fehler durch einen Sponsorship-Effekt zu erwarten, sollte es vermieden werden, den Auftraggeber der Studie bekannt zu geben.

Hinweise zur Formulierung von Fragen
Nachfolgende Hinweise sind bei der Formulierung von Fragen insbesondere auch im Hinblick auf Verständlichkeit und das Ausschalten von Fehlerquellen hilfreich:

- Einfache, kurze und eindeutige Fragen stellen.
- Fremdwörter vermeiden.
- Suggestivfragen vermeiden.
- Neutrale Formulierungen ohne belastende Worte wählen.
- Keine hypothetischen Fragen stellen bzw. formulieren.
- Fragen sollten sich nur auf einen Sachverhalt beziehen.
- So wenig Antwortalternativen offen lassen, wie es sachlich vertretbar ist.
- Die Frage darf das Ansehen des Befragten nicht schädigen, wenn dieser sie ehrlich beantwortet.

Tabelle 10: Vor- und Nachteile einer schriftlichen Befragung

Vorteile der schriftlichen Befragung	Nachteile der schriftlichen Befragung
- Interviewschulung entfällt - Einfluss durch Interviewer fällt weg - Befragte können gleichzeitig befragt werden - Man erhält ehrlichere Antworten	- Befragung ist nicht steuerbar - keine zusätzliche Klärung von Fragen - Ermüdung ist grösser als bei mündlichem Interview - keine Kontrolle über «Nichtbeantworter» - hohe Ausfallquoten (60 %) - kein Einblick in die «Ernsthaftigkeit» beim Ausfüllen - keine Spontanantworten

Zur Erhebung der Daten stehen neben den oben erwähnten Methoden auch Selbstbeobachtungen bis hin zu Fremdbeobachtungen zur Verfügung.

3.3.3 Überprüfungs- und Analysephase

3.3.3.1 Nullmessung – Erläuterung und Vorbereitung

Aktivität	Phase
6. Nullmessung	} Überprüfungs- und Analysephase
7. Ergebnisanalyse	

Nach der Entwicklungsphase liegt nun der beschriebene Sollzustand anhand der formulierten Kriterien vor. Mit dem entwickelten Messinstrument kann nun der Istzustand überprüft werden. Um mit dem Messinstrument ein zuverlässiges Ergebnis zu erreichen, müssen verschiedene Aspekte beachtet werden. Ein Aspekt ist die Anwenderfreundlichkeit des Instrumentes. Dabei kommen Begriffe wie Effizienz, Akzeptanz oder Verständlichkeit ins Spiel. Aus der bestehenden Literatur zur Entwicklung von Messinstrumenten darf man schliessen, dass folgende Schritte bei der endgültigen Zusammensetzung des Instrumentes von Bedeutung sind:

- Fragen, die zu einer spezifischen «Quelle» gehören, zusammenführen, so zum Beispiel alle Fragen, die dem Patienten gestellt werden.
- Fragen in einer logischen Reihenfolge stellen.
- Ein einfaches Antwortformular entwickeln.
- Eine Interviewschulung durchführen.
- Der Zeitaufwand für die Erhebung soll mit den gewonnenen Aussagen in einer akzeptablen Relation stehen.

Ein weiterer Aspekt ist die Zuverlässigkeit eines Instrumentes, wobei unter Zuverlässigkeit das Mass an Übereinkunft zwischen verschiedenen Messungen am gleichen Objekt unter gleichen Bedingungen verstanden wird (Polit/Hungler, 1999). Um dies zu erreichen, werden oder mehrere Testmessungen durchgeführt. Die Testmessung geschieht in einem so genannten Prätest und dient dazu, das Mass der Übereinstimmung zwischen zwei oder mehreren Beurteilern, die unabhängig voneinander und nach der gleichen Vorgabe die gleiche Situation beurteilen, zu erheben. Im Einzelnen sieht dies folgendermassen aus:

- Zwei oder mehrere Personen erheben mit dem gleichen Messinstrument die gleiche Situation.
- Der selbe Patient wird in einer Sitzung durch eine Person befragt, und alle Anwesenden notieren die Antworten. Es darf keine Kommunikation zwischen den Beobachtern bzw. Befragungspersonen stattfinden.
- Die selbe Mitarbeiterin wird in einer Sitzung durch eine Person befragt, und alle Anwesenden notieren die Antworten. Es darf keine Kommunikation zwischen den Beobachtern bzw. Befragungspersonen stattfinden.
- Die selbe Dokumentation wird durch alle Anwesenden analysiert, und alle notieren die Antworten. Es darf keine Kommunikation zwischen den Beobachtern stattfinden.

Nach diesem Beobachtungs- bzw. Befragungsmodus werden die Antworten der Beobachter bzw. Befragungspersonen miteinander verglichen. Wurden die Antworten durch die einzelnen Beteiligten unterschiedlich interpretiert, so war die Frage nicht eindeutig. Die Ursache dafür wird erörtert, und Korrekturen werden eingebracht. Bei vielen Korrekturen sollte der Prätest wiederholt werden. Mit dem abgeschlossenen Prätest kann die eigentliche Erhebung beginnen.

Vorbereitung zur Erhebung

Die eigentliche Erhebung wird anhand von Patientensituationen durchgeführt. Nicht ein Mitarbeiter im Einzelnen, sondern die Qualität aller Mitarbeiter, die bei einem Thema involviert sind, ist bei dieser Untersuchung von Interesse. Die Erhebung darf nicht als Mitarbeiterkontrolle missbraucht werden, infolgedessen ist die Teilnahme nicht mit den Namen der Teilnehmer verbunden. Dabei sollten folgende Merkpunkte im Umgang mit personenbezogenen Daten beachtet werden, welche auch auf die Patientenbefragung zutreffen:

- Einhaltung des Datenschutzes
- Wahrung der Anonymität des Befragten
- Re-Identifizierung des Befragten darf nicht möglich sein
- Hinweis auf Freiwilligkeit der Angaben muss erfolgen
- Verwendung der Daten nur für den angegebenen Zweck
- Vernichtung oder sichere Aufbewahrung der Fragebogen nach Abschluss der Erhebung
- Fragebogen bei der Ausgabe nicht durchnummerieren.

Die Anzahl der Patientensituationen kann auf folgende Weise bestimmt werden. Die minimale Teilnehmeranzahl beträgt 25 % der Patientensituation einer Station mit mehr als 25 Patienten. Dies ergibt ein Zuverlässigkeitsniveau von 90 % (van Lingen et al., 1990) für das totale Messergebnis. Die minimale Anzahl Patienten liegt bei sechs. Dies bedeutet, dass auf einer Abteilung mit 16 Betten sechs Patientensituationen gemessen werden müssen, um zu einem zuverlässigen Qualitätsergebnis zu kommen. Die Auswahlkriterien für die Patientensituationen sind:

- Die Selektion der Patientensituation hat in erster Instanz zufällig («at random») zu erfolgen (z. B. Patienten, deren Namen mit dem ersten, dem dritten oder dem fünften Buchstaben des Alphabets beginnt).
- Die Verweildauer der Patienten soll ausreichend sein, damit sich dieser ein Bild von den Abläufen machen kann.
- Der Patient sollte ansprechbar sein.
- Der Patient sollte die Sprache beherrschen, in denen die Fragen gestellt werden.
- Der Patient muss seine Zustimmung geben, bei der Befragung mitzuwirken.

Der Umfang der Patientensituation, d. h. ob der Patient und der Mitarbeiter befragt werden oder eine Dokumentation gesichtet wird, richtet sich nach den formulierten Kriterien. Um die Zuverlässigkeit der Aussagen zu erhöhen, ist es ratsam, die Erhebungen durch Betroffene ausführen zu lassen, die nicht in der jeweiligen Organisationseinheit arbeiten. Erfahrungen zeigen, dass Patienten bzw. Mitarbeiter in ihren Antworten beeinflusst werden, wenn die Fragen durch eine Person gestellt werden, von denen sie noch abhängig sind (Visser et al., 1992). Mehr Informationen zu der Thematik der wissenschaftlichen Kriterien zur Entwicklung und Anwendung von Messinstrumenten findet man in den Büchern über Methoden und Techniken der sozialwissenschaftlichen Forschung.

Terminplanung
Wenn die Patientensituationen bestimmt sind, wird der Zeitpunkt für die Erhebung festgelegt. Urlaubs- oder Ferienzeiten, Termine rund um Feiertage etc. eignen sich schlecht für die Befragungen, und es sollte gleichzeitig auch keine umfangreiche Personalabwesenheit vorliegen. Sind Termine geplant und treten gehäuft krankheitsbedingte Ausfälle, etwa durch Grippe, auf, sollte das Management kritisch überlegen, ob es sinnvoll ist, die Erhebung durchzuführen, da es zu verfälschten, nicht der Realität entsprechenden Situationen kommt. Die Erhebung eines Qualitätsstandards zu einem Thema sollte in einer minimalen Zeitspanne stattfinden, da sich sonst die Situation zu sehr ändert und eigentlich zwei Situationen statt einer gemessen werden. Die Terminplanung umfasst die Planung der Patiententermine sowie die Planung der Befragungspersonen und der Befragten.

Auswahl der Befragungspersonen
Die Auswahl der Personen, welche die Erhebung durchführen, wird entsprechend den vorhandenen Ressourcen definiert, so kann dies z.B. durch die Basis selbst (nicht im eigenen Arbeitsbereich) oder durch Experten bzw. Spezialisten, Praktikan-

ten oder auch durch das Management erfolgen. Bei Erhebungen durch das Management muss klar definiert sein, dass es sich nicht um eine Mitarbeiterkontrolle handelt.

Die Befragungspersonen müssen für den Ablauf der Befragung geschult werden. Das Messinstrument wird mit den Personen durchgegangen, und es wird analysiert, ob alle Fragen verständlich sind oder ob sie noch irgendwelche Erläuterungen brauchen. Auch wird darauf hingewiesen, dass die Befragten nicht mit Sanktionen rechnen müssen und die Daten anonym verarbeitet werden.

Durchführung der Erhebung
Wenn die oben erwähnten Aspekte beachtet wurden, kann mit der eigentlichen Erhebung begonnen werden. Die Erhebung wird mit dem vorgefertigten Messinstrument durchgeführt. Aus praktischen Gründen eignet sich eine Trennung der einzelnen Erhebungsquellen (Patient/Betreuungsperson/Dokumentation). Die Erhebung findet entsprechend der Terminplanung statt. Bei der Erhebung muss notiert werden, weshalb eines oder mehrere Kriterien nicht erfüllt werden konnten. Die notierten Abweichungen dienen dazu, eine Analyse durchzuführen und Schlussfolgerungen zu ziehen, um Qualitätsförderungsmassnahmen einzuleiten. Die Wertung der einzelnen Fragen wird nach der Befragung vorgenommen. Dazu existiert ein Bewertungsschema, welches individuell auf die Fragen abgestimmt ist und in dem die zu erwartenden Antworten entsprechend den formulierten Kriterien aufgelistet sind. Ob die Bewertung durch die Befragungspersonen oder durch die Auswertungsperson erfolgt, spielt keine Rolle.

3.3.3.2 Ergebnisanalyse

Aktivität	Phase
6. Nullmessung	} Überprüfungs- und Analysephase
7. Ergebnisanalyse	

In der Analysephase werden der Sollzustand (die definierte Qualitätsgrösse) und der Istzustand (die tatsächlich geleistete Qualität) einander gegenübergestellt. Wenn der Wert 100 % beträgt, bedeutet dies, dass die erbrachte Leistung mit der erwünschten Leistung übereinstimmt. Abbildung 27 verdeutlicht dies.

Die Abweichung zwischen dem Soll- und dem Istzustand wird als Qualitätsdefizit oder Qualitätsüberschuss beschrieben. Die Ergebnisse der Erhebung werden analysiert und ausgewertet. Dafür eignet sich der Einsatz von Tabellenkalkulationsprogrammen oder Programme, die mit entsprechenden Datenbanken arbeiten.

Neben der Auswertung der Zahlen stellen auch die Kommentare zu den einzelnen Fragen einen wichtigen Bestandteil der Analyse dar.

Beispiel

Frage an den Patienten: «War die Information der Pflegeperson verständlich?»
❑ ja ☒ nein, warum nicht: «Die Pflegeperson sprach kein Französisch»

Obwohl die Frage einen Nullwert bekommt, werden wichtige Informationen über das Qualitätsdefizit und damit über die potenziellen Verbesserungsmöglichkeiten aufgezeigt.

Die Auswertung der Zahlen kann auf unterschiedlichen Ebenen erfolgen. Dies ist zum Einen abhängig von dem Bereich, für den der Standard Gültigkeit hat, und zum Anderen von der Anzahl der Erhebungen (Gleiches mit Gleichem vergleichen). Bei bereichsübergreifenden Standards ist es möglich, die einzelnen Stationen oder Gruppen etc. in Relation zu setzen (internes Benchmarking).

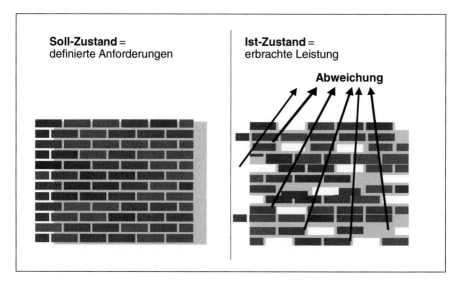

Abbildung 27: Soll- und Istzustand

Nachdem alle Fragen einzeln gewertet sind, werden die Fragen der einzelnen Kriterien zusammengezählt, sodass das Qualitätsniveau jedes Kriteriums sichtbar wird.

Beispiel

Frage	1.1.1.	❑ ja ☒ nein	= 2 Punkte
	1.1.2.	❑ ja ☒ nein	= 0 Punkte
	1.1.3.	3 Nennungen	= 1 Punkt
Kriterium	1.1.	Punkte total	= 3 Punkte

In einer Formel ausgedrückt, sieht die Berechnung des Qualitätsniveaus eines Kriteriums folgendermassen aus:

$$\text{Erreichtes Qualitätsniveau} \quad = \quad \frac{\text{Anzahl der erreichten Punkte}}{\text{Anzahl der max. möglichen Punkte}} \times 100 \%$$

$$\text{Erreichtes Qualitätsniveau des Kriteriums 1.1} = \quad \frac{3 \text{ Punkte}}{6 \text{ Punkte}} \times 100 = 50 \%$$

Um die gesamte Erfüllung des Qualitätsniveaus des Standards zu berechnen, werden:
a) die erreichten Punkte aller Kriterien zusammengezählt.
b) die maximal zu erreichenden Punkte aller Kriterien zusammengezählt.
c) Die Summe von a) dividiert durch die Summe von b) × 100 ergibt den Erfüllungsgrad des Standards in Prozent.

Beispiel		
Kriterium 1.1	3 Punkte	von 6 Punkten
Kriterium 1.2	6 Punkte	von 6 Punkten
Kriterium 1.3	4 Punkte	von 8 Punkten
Kriterium 2.1	2 Punkte	von 4 Punkten
etc.	.....	
Punkte total	15 Punkte :	24 Punkte × 100 = 62,5 %

Das heißt: Die erwähnten Kriterien des Standards werden zu 62,5 % erfüllt.

Um aus diesen Ergebnissen weitere Konsequenzen und Massnahmen abzuleiten, ist es wichtig, die Daten in verständlicher und benutzerfreundlicher Form zu präsentieren. Hierfür hat sich die nachfolgende Darstellungsform als geeignet erwiesen:

Nr.	Kriterium	Stat. A	Stat. B	Total
1.1	Die Pflegeperson informiert den Patienten, sodass die Information für den Patienten verständlich ist.	80 %	64 %	72 %
1.2	etc.	60 %	70 %	65 %

Dazu existiert eine Liste mit den Kommentaren:

Nr.	Stat.	Kommentar
1.1	B	Die Pflegeperson sprach kein Französisch.

3.3.4 Optimierungsphase

Nachdem die Daten der vorhergehenden Phase vorliegen, kann in Phase 8 des BAGE-Modells[©] eingestiegen werden. Dabei gilt es festzulegen, wer welche Daten der Analyse erhält. Im Allgemeinen gilt, dass die Ergebnisse in erster Linie an den Auftraggeber gehen und dieser über das weitere Vorgehen, so auch die weitere Verteilung der Informationen, entscheidet. In der Regel sollte es so sein, dass das leitende Personal der von dem Standard betroffenen Bereiche auch die Ergebnisse erhält.

3.3.4.1 Erstellen eines Veränderungsplans

Aktivität	Phase
8. Veränderungsplan	⎱ Optimierung
9. Durchführung	⎰

Mit einer Gruppe, bestehend aus dem Auftraggeber, dem leitenden Personal der vom Standard betroffenen Bereiche sowie der qualitätsverantwortlichen Person, wird der Plan für Qualitätsverbesserung erstellt. Diese Gruppe analysiert und diskutiert die Ergebnisse der Standarderhebung im Detail. Dabei liegt der Schwerpunkt auf folgenden Fragestellungen:

- Ist das erreichte Qualitätsniveau des Standards ausreichend?
- Ist das Qualitätsniveau der Kriterien ausreichend?

Bei ungenügendem Qualitätsniveau der Kriterien sind die Kommentare dahingehend zu berücksichtigen, ob darin Erklärungen für das erreichte Niveau enthalten sind.
Die Analyse umfasst folgende Fragestellungen:

- Bei welchen Kriterien besteht akuter Handlungsbedarf für Qualitätsverbesserungsmassnahmen?
- Bei welchen Kriterien müssen keine weiteren Massnahmen ergriffen werden?

Diese Phase ist eine der schwierigsten in der praktischen Umsetzung des Qualitätsmanagements. Daher wurde für diese Phase ein eigenes Modell entwickelt, welches die Vorgehensweise zur Optimierung detailliert beschreibt. Das FAKTS-Modell wird in Kapitel 3.3 beschrieben.

3.3.4.2 Durchführung der Verbesserungsmassnahmen

Aktivität	Phase
8. Veränderungsplan	⎱ Optimierung
9. Durchführung	⎰

Die Massnahmen, welche anhand der Erhebungen zur Qualitätsverbesserung eingesetzt werden, müssen je nach Umfang und Dimension der Veränderung systematisch geplant werden. Hierbei sollte auf die Methoden des FAKTS-Modells, des Projektmanagements oder des Change Managements zurückgegriffen werden.

3.3.5 Evaluationsphase

In der Evaluationsphase wird der Effekt der durchgeführten Massnahmen überprüft. Die Vorgehensweise findet entsprechend den Phasen 6 bis 10 des BAGE-Modells[©] statt.

3.3.5.1 Erneute Messung

Aktivität	Phase
10. Erneute Messung	⎫ Evaluation
11. Ergebnisanalyse	⎭

Bei der erneuten Messung wird mit dem selben Messinstrument und unter gleichen Voraussetzungen ein zweites Mal das Qualitätsniveau erhoben. Der zeitliche Rahmen, wann eine erneute Überprüfung stattfinden soll, ist abhängig vom Umfang der Massnahmen, die implementiert wurden.

3.3.5.2 Ergebnisanalyse

Aktivität	Phase
10. Erneute Messung	⎫ Evaluation
11. Ergebnisanalyse	⎭

Der Unterschied zwischen Phase 11 und Phase 6 besteht darin, dass man auf Grund der ersten Erhebung einen Ausgangswert hat, zu dem Vergleiche angestellt werden können. Aussagen, die auf Grund der erneuten Erhebung getroffen werden können:

- Die Verbesserung der Qualität kann in Zahlen ausgedrückt werden – zum Einen gesamthaft für den Standard und zum Anderen auf dem Niveau der einzelnen Kriterien.
- Die Effekte der einzelnen Massnahmen, aber auch der Effekt des gesamten Massnahmenkatalogs können nachgewiesen werden.
- Kosten und Nutzen bzw. Aufwand und Ertrag können in ein Verhältnis gestellt werden.
- Unterschiedliche Qualitätsverbesserungen zwischen verschiedenen Bereichen können sichtbar dargestellt werden (internes Benchmarking).

Allgemeine Effekte:
- Qualitätsverbesserungen können einen Motivationsfaktor für weitere Zielsetzungen und Massnahmen in allen Hierarchie-Ebenen darstellen.
- Ergebnisse können Entscheidungsgrundlagen für das Management sein.
- Transparenz der Qualität kann geschaffen werden.

3.4 Das FAKTS-Modell

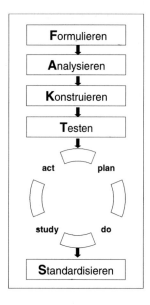

Das folgende FAKTS-Modell (Abb. 28) wird verwendet um Optimierungsprozesse zu initiieren und einzuführen. Es eignet sich explizit zur Umsetzung der Optimierungsphase des BAGE-Modells©. Es handelt sich dabei um eine systematische Vorgehensweise, in Anlehnung an die Qualitätsverbesserungsmethode von Langley et al. (1996). Die Verbesserungs- und/oder Optimierungsprozesse müssen in systematischer Form im Sinne von kleinen Projekten ablaufen. Die Anwendung des FAKTS-Modells führt zu einem kontinuierlichen Prozess, der im Qualitätsmanagement auch als kontinuierlicher Verbesserungsprozess (Continuous Improvement Process, CIP) beschrieben wird. Hierbei handelt es sich um einen dynamischen Prozess, der sich immer wieder weiterentwickeln soll.

Abbildung 28: Das FAKTS-Modell

Die einzelnen Schritte des FAKTS-Modell werden nachfolgend beschrieben.

3.4.1 Schritt 1 – Formulieren

Der erste Schritt, das Formulieren, bedeutet, zu bestimmen, was verbessert werden soll. Darin enthalten sind das Erkennen einer Verbesserungsmöglichkeit und das Festlegen eines Ziels. Dies kann ein Problem, eine Chance oder ein Prozess sein. Die Qualitätsoptimierung beginnt mit folgenden Fragen:
-   Was ist das Problem?
-   Wieso ist es ein Problem?
-   Wie oft kommt es vor, und wie lang existiert es bereits?
-   Was sind die Folgen des Problems?
-   Woran lässt sich erkennen, dass das Problem gelöst ist?

Das Definieren eines Problems ist nicht immer notwendig, schafft jedoch Transparenz und grenzt den Bereich der Verbesserung ein.
Eine Problemformulierung beinhaltet die präzise Beschreibung des zu verbessernden Prozesses, dessen Grenzen (Anfang und Ende) und warum die Arbeit an diesem

Problem Priorität hat. Wenn ein Problem formuliert wird, sollten die Auflistung potenzieller Ursachen oder Lösungen sowie die Verurteilungen von Personen oder Organisationseinheiten vermieden werden. Diese Zuweisung von Schuld geht meistens von Annahmen aus und schliesst dadurch oftmals Schlüsselpersonen von der Partizipation an den Optimierungsprozessen aus.

Identifikation von Problemen
Probleme werden auf unterschiedliche Art und Weise identifiziert. Ein vermeidbarer Vorfall oder die Beschwerde eines Klienten können die Lücke zwischen Klientenerwartungen und tatsächlich erbrachten Leistungen deutlich machen. Andererseits können Organisationen bewusst Qualitätsbereiche kontinuierlich überwachen und aus der Auswertung dieser Daten ein Problem isolieren und angehen, zum Beispiel mit der BAGE-Methode©. Eine andere Möglichkeit bilden veränderte politische Rahmenbedingungen, die es notwendig machen ein bestimmtes Thema anzugehen. Die Identifizierung eines Problems oder einer Verbesserungsmöglichkeit führt zum zweiten Schritt, der Analyse.

3.4.2   Schritt 2 – Analysieren

Der zweite Schritt des FAKTS-Modells dient dazu, das Thema zu analysieren, bevor Veränderungen durchgeführt werden. Ziel dieser Analyse ist es, festzustellen, warum der Prozess oder das System die Effekte verursacht, die wir zu verbessern versuchen. Die Analyse beinhaltet folgende Fragen:
- Wer ist involviert oder betroffen?
- Wo tritt das Problem auf?
- Wann tritt das Problem auf?
- Was passiert, wenn das Problem auftritt?
- Warum tritt das Problem auf?

Um auf diese Fragen Antworten zu finden, werden bei diesem Schritt bestehende Daten gesammelt oder verwendet. Sie helfen, das Problem zu beschreiben, zu quantifizieren und Lösungsansätze zu finden. Die Menge der benötigten Daten hängt von der Qualitätsverbesserungsmethode ab. Die Instrumente, mit denen Probleme analysiert werden können, werden in Kapitel 6 beschrieben.

3.4.3   Schritt 3 – Konstruieren

Für den Schritt des Konstruierens werden die Informationen benötigt, die in den vorherigen Schritten zusammengetragen wurden. Die zentrale Frage ist hierbei, welche Veränderungen in welchem Ausmass welche Verbesserungen bewirken werden. Idealerweise wird der Veränderungsplan innerhalb einer Arbeits- oder Projektgruppe konstruiert. Dabei gilt es, die Veränderungen aufzulisten, die möglicherweise unabhängig vom Aufwand und von Ressourcen zu Verbesserungen führen. Es ist wichtig zu wissen, dass bis zu diesem Zeitpunkt die Annahme über die Verbesserungen immer noch hypothetisch ist und nicht auf bestehenden Fakten basiert. In einem Konsensusverfahren wird in der Gruppe festgelegt, welche Veränderungen in welcher Priorisierung implementiert werden. Wichtig ist, dass Schlüsselpersonen von Anfang an in die Veränderungsprozesse einbezogen werden, da sonst mit Widerständen gerechnet werden muss. Anhand der vorhandenen Ressourcen werden dann die Prioritäten und Zielsetzungen für den Veränderungsplan festgelegt. Für die Implementierung der Veränderungen werden Instrumente aus dem Change Management und dem Projektmanagement verwendet.

3.4.4   Schritt 4 – Testen

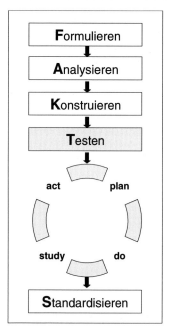

Abbildung 29: FAKTS-Modell in der Testphase

Das Testen ist der vorletzte Schritt im Modell. Die Veränderungen aus dem Veränderungsplan werden nun einzeln und systematisch getestet, um zu schauen, ob die gewünschten Ergebnisse erreicht wurden. Jede Veränderung wird ausführlich beschrieben, indem die Einzelaktionen, die benötigten Ressourcen (personell u. finanziell), die Informationswege, der Zeitplan, die Beteiligten und die Veränderungen selbst festgelegt werden. Des Weiteren muss der Indikator definiert werden, anhand dessen die Veränderung gemessen werden kann. Für die Testphase (Pilot) wird eine kleine, aber repräsentative Organisationseinheit ausgewählt, in der die Implementierung der Veränderung stattfindet. Die Nullmessung findet vor der Implementierung der Veränderung in dieser ausgewählten Organisationseinheit statt. Die zweite Phase des PDSA-Zyklus ist die Implementierung der Veränderung. Sie beinhaltet die Information, die Instruktion, die Zeitplanung etc. Auch hier eignen sich die Projektmethoden. Dabei sind der Beginn und das Ende des Projekts klar definiert.

Mit einer zweiten Messung kann nach der Implementierung der Effekt der Veränderung gemessen werden. Dies entspricht der 3. Phase des PDSA-Zyklus. Idealerweise werden mehrere Messungen durchgeführt. Das Testergebnis aus dieser Phase bestimmt die Arbeitsschritte in der nächsten Phase. Grob eingeteilt sind folgende Testergebnisse und daraus abzuleitende Konsequenzen möglich (Phase 4 des PDSA-Zyklus):

Die Veränderung in der Testphase hat keine Verbesserung gebracht:
⇨ Veränderungsmassnahmen stoppen, Analyse durchführen, nächste Veränderung des Veränderungsplans in der ausgewählten Organisationseinheit durchführen.

Die Veränderung hat eine nicht zufrieden stellende Verbesserung gebracht:
⇨ die Veränderungsmassnahmen modifizieren, implementieren und in der ausgewählten Organisationseinheit erneut testen

Die Veränderung hat die erwartete Verbesserung gebracht:
⇨ Implementierung der Veränderung in der gesamten Organisation.

Dieser Vorgehensweise wird gefolgt, bis alle Veränderungen des Veränderungsplans implementiert sind.

3.4.5 Schritt 5 – Standardisieren

Nach der Implementierung der Veränderungen und dem Nachweis der Verbesserungen müssen die veränderten Prozesse nun standardisiert werden. Die Massnahmen aus dem Veränderungsprozess müssen nun im Alltag als Selbstverständlichkeit gelten, und zwar zum einen, um das Qualitätsniveau zu fixieren, und zum anderen, um die standardisierten Qualitätsansprüche auch in Zukunft kontinuierlich überprüfen zu können. Hier kann wiederum das BAGE-Modell$^{©}$ eingesetzt werden.

Nach der Durchführung der Aktivitäten kann bei weiterem Interesse an der Thematik oder dem Thema, die Optimierung angegangen werden. Dazu ist es notwendig, dass ein neues Qualitätsniveau festgelegt wird. Daran orientieren sich die neuen Messungen und Überprüfungen.

4. Anwendung des neuen BAGE-Modells[©] in der Praxis

Sie können keine Qualität in ein Produkt hinein prüfen.
Die Qualität ist schon drin.

Edward Deming

In diesem Kapitel wird der Ablauf der eigentlichen Standardentwicklung anhand einiger praktischer Beispiele Schritt für Schritt erläutert.

4.1 Vorbereitungsphase

Um sich mit der Standardentwicklung zu beschäftigen, ist es wichtig, die notwendigen Rahmenbedingungen zu schaffen. So muss der Auftrag für die Standardentwicklung klar und schriftlich vom obersten Management erteilt werden. Die Arbeitsgruppe muss mit den entsprechenden Kompetenzen und Ressourcen ausgestattet werden.

Die Zusammensetzung der Arbeitsgruppe richtet sich nach dem zu bearbeitenden Thema, nach dem Bereich, in dem der Standard angewendet werden soll, und nach der Qualifikation der Personen.

In diesem Beispiel besteht die Arbeitsgruppe aus:
- einer Leitungsperson, die über Kenntnisse des Qualitätsmanagements und spezifische Kenntnisse der Standardentwicklung nach dem neuen BAGE-Modell[©] verfügt.
- eine Pflegeperson von jeder Abteilung, in der der Standard angewendet werden soll. Dies kann eine Stationsleitung, eine Pflegefachberaterin oder eine diplomierte Krankenpflegeperson sein. Die einzige Bedingung für die Person ist, dass sie seit mindestens einem Jahr im Betrieb arbeitet und die institutionsspezifischen Abläufe kennt.

Damit die Arbeitsgruppe effizient und effektiv arbeiten kann, werden die Termine zur Standardentwicklung langfristig festgelegt. Idealerweise werden halbe bzw. ganze Tage für die Arbeitsgruppe über ein ganzes Jahr im Voraus geplant.

Wie bereits im Kapitel 3 werden auch hier als Orientierungshilfe die Phasen und Aktivitäten schematisch zu Beginn jedes Abschnittes dargestellt.

4.1.1 Themenkatalog erstellen

Aktivität	Phase
1. Themenkatalog	
2. Themenauswahl	Vorbereitung
3. Arbeitsgruppe	

Die Erstellung des Themenkatalogs erfolgt problemorientiert. Die Arbeitsgruppe führt ein Brainstorming durch, bei dem folgende Fragestellungen im Zentrum stehen:

- Welche Probleme tauchen im Arbeitsalltag immer wieder auf?
- Welche Themen führen immer wieder zu Diskussionen?
- Wo werden Mängel oder Defizite empfunden, welche die Arbeitsorganisation und den Ablauf immer wieder behindern?

Hier eine Auswahl der Themen, welche bei diesem Brainstorming genannt wurden:

- unvollständige Pflegedokumentation
- mangelnde interdisziplinäre Zusammenarbeit
- Einführung neuer Mitarbeiter nicht einheitlich
- keine Kontinuität in der Patientenbetreuung auf Grund fehlender Bezugspflege
- unzureichende Kommunikation, schlechter Informationsfluss in der Organisation
- Patientenaufnahme – nicht koordiniert, wer was wann tut
- Umgang mit Schmerzpatienten
- Pflegediagnosen nicht eingeführt
- nicht alle Pflegepersonen können Fussreflexzonenmassage durchführen, daher Effekt des Wohlbefindens beim Patient nicht ersichtlich
- keine einheitliche Ausführung der Behandlungspflege
- Vorbereitung und Planung des Patientenaustritts nicht geregelt
- zu wenig Personal im Spätdienst
- Angehörigenbetreuung, Einbezug der Angehörigen in die Pflege
- Störungen beim Übergaberapport
- Verlegungsberichte bei interner Verlegung nicht vollständig oder nur mündlich abgegeben.

4.1.2 Themenauswahl

Aktivität	Phase
1. Themenkatalog	
2. Themenauswahl	Vorbereitung
3. Arbeitsgruppe	

Mit den Themen dieser Liste wird das weitere Prozedere aufgezeigt.

Themenauswahl, Schritt 1

Die erste Frage, die sich stellt, lautet: «Liegen zu den aufgelisteten Problemen schriftliche Anforderungen in Form von Handlungsanweisungen, übergeordneten Richtlinien, Berufsnormen etc. vor (Tab. 11)?

Tabelle 11: Themensammlung – Liste zur Themenauswahl, Schritt 1

Nr.	Thema	Anforder-ungen vor-handen?	Anforderun-gen nicht vorhanden
1.	Unvollständige Pflegedokumentation	x	–
2.	Mangelnde interdisziplinäre Zusammenarbeit	x	–
3.	Einführung neuer Mitarbeiter nicht einheitlich	x	–
4.	Keine Kontinuität in der Patientenbetreuung auf Grund fehlender Bezugspflege	–	x
5.	Ungenügende Kommunikation, schlechter Informations-fluss in der Organisation	x	–
6.	Patientenaufnahme – nicht koordiniert, wer was wann tut	x	–
7.	Umgang mit Schmerzpatienten	x	–
8.	Pflegediagnosen nicht eingeführt	–	x
9.	Nicht alle Pflegepersonen können Fussreflexzonen-massage durchführen, daher Effekt des Wohlbefindens beim Patient nicht ersichtlich	–	x
10.	Keine einheitliche Ausführung der Behandlungspflege	x	–
11.	Vorbereitung und Planung des Patientenaustritts nicht geregelt	x	–
12.	Angehörigenbetreuung, Einbezug der Angehörigen in die Pflege	x	–
13.	Störungen beim Übergaberapport	x	–
14.	Verlegungsberichte bei interner Verlegung nicht vollstän-dig oder nur mündlich abgegeben	x	–

Alle Themen bzw. Probleme, zu denen Anforderungen vorhanden sind, werden weiter behandelt. Die Themen Nr. 4, 8 und 9 fallen bereits hier aus dem Programm, da sie zuerst in Form von Handlungsanweisungen bearbeitet werden müssen (standardisierte Prozessbeschreibungen). Sie können nicht durch die Qualitätssicherung beantwortet werden, da das angestrebte Qualitätsniveau noch nicht definiert wurde. Bei den nachfolgenden Beispielen fehlt die wissenschaftliche Grundlage dafür, dass die Einführung der Methoden überhaupt einen Mehrwert hat, so z. B. bei Problem Nr. 4, «Keine Kontinuität in der Patientenbetreuung auf Grund fehlender Bezugspflege». Bei diesem Problem handelt es sich um einen möglichen Effekt, der nachgewiesen werden sollte. Es ist nicht bewiesen, dass ein Zusammenhang zwischen der Organisationsform «Bezugspflege» und der Kontinuität der Patientenbetreuung existiert. Dies müsste zuerst durch eine wissenschaftliche Arbeit belegt werden und kann nicht als Qualitätsthema dienen.

Oder Problem Nr. 8, «Pflegediagnosen nicht eingeführt»: Hierbei handelt es sich um eine Annahme, derzufolge die Einführung von Pflegediagnosen zu einer positiven Veränderung der Pflege führen würde. Da die Forschung auf dem Gebiet der Pflegediagnostik noch immer in der Anfangsphase steht und nur wenige Diagnosen wissenschaftlich begründet sind, ist diese Annahme nicht begründet und kann nicht als Qualitätssicherungsthema dienen.

Das letzte Problem, das nicht weiter bearbeitet wird, ist Problem Nr. 9, «Nicht alle Pflegepersonen können Fussreflexzonenmassage durchführen, daher Effekt des Wohlbefindens beim Patient nicht ersichtlich». Auch hier handelt es sich um einen vermeintlichen Effekt (siehe Problem Nr. 4).

Themenauswahl, Schritt 2

Beim zweiten Schritt der Themenauswahl lautet die Frage: Welches der nun noch vorliegenden Themen hat hohe Priorität oder Relevanz? Wird das Thema immer wieder durch verschiedene Personen diskutiert oder gibt es immer wieder Anlass zu Missstimmungen? Eine Hilfe bei der Beantwortung dieser Frage kann sein, dass erhoben wird, für wie viele Personen dieses Thema ein Problem darstellt. Dies kann anhand eines einfachen Votings (s. Kap. 6.7.1) oder einer Liste (Tab. 12) erhoben werden. Probleme, die eine geringe Relevanz haben, werden nicht in erster Instanz durch dieses Verfahren bearbeitet, weil Aufwand und Ertrag nicht zu rechtfertigen sind. Diese Entscheidungen werden anhand der Gruppendiskussion gefällt und können von Institutionen unterschiedlich gewichtet werden. Haben die Probleme hohe Priorität, werden sie weiter diskutiert, wenn nicht, werden sie im Rahmen der Qualitätsstandardentwicklung nicht weiter verfolgt.

Tabelle 12: Themensammlung – Liste zur Themenauswahl, Schritt 2

Nr.	Thema	Hohe Priorität	Niedrige Priorität
1.	Unvollständige Pflegedokumentation	x	–
2.	Mangelnde interdisziplinäre Zusammenarbeit	x	–
3.	Einführung neuer Mitarbeiter nicht einheitlich	–	x
5.	Kommunikation, Informationsfluss in der Organisation	x	–
6.	Patientenaufnahme – nicht koordiniert, wer was wann tut	x	–
7.	Umgang mit Schmerzpatienten	x	–
10.	Keine einheitliche Ausführung der Behandlungspflege	x	–
11.	Vorbereitung und Planung des Patientenaustritts	x	–
12.	Zu wenig Personal im Spätdienst	x	–
13.	Angehörigenbetreuung, Einbezug der Angehörigen in die Pflege	–	x
14.	Störungen beim Übergaberapport	–	x
15.	Verlegungsberichte bei interner Verlegung nicht vollständig oder nur mündlich abgegeben	–	x

Themenauswahl, Schritt 3

Den Themen, die sich für die Entwicklung eines Qualitätsstandards eignen, werden nun Prioritäten zugeordnet. Dies ist zum Beispiel mit einer Punkteabfrage möglich. In diesem Fall verteilt jedes Mitglied der Arbeitsgruppe ein Punkt für ein Thema oder Problem das für sie/ihn die höchste Priorität hat, um bearbeitet zu werden, wie Tabelle 13 zeigt. Nun liegt ein Themenkatalog nach Prioritäten vor.

Tabelle 13: Themensammlung – Liste zur Themenauswahl, Schritt 3

Nr.	Thema	Individuelle Wertung	Gesamt-zahl	Priorität
6.	Patientenaufnahme – nicht koordiniert, wer was wann tut	● ● ● ●	4	1
7.	Umgang mit Schmerzpatienten	● ● ●	3	2
11.	Vorbereitung und Planung des Patientenaustritts	●	1	3

Das Thema mit der höchsten Priorität, Nr. 6 «Patientenaufnahme», wird nun in Angriff genommen. Das heisst, dieses Thema wird in einem Qualitätsstandard bearbeitet. Die restlichen Themen bleiben als Themenkatalog (Themenspeicher) bestehen und werden zu einem späteren Zeitpunkt wieder aufgegriffen.

4.1.3 Auswahl der Arbeitsgruppe

Aktivität	Phase
1. Themenkatalog	
2. Themenauswahl	Vorbereitung
3. Arbeitsgruppe	

Für die Entwicklung eines Qualitätsstandards zum Thema «Patientenaufnahme» ist es sinnvoll, die Arbeitsgruppe so zusammenzusetzen, dass von den verschiedenen Bereichen bzw. Abteilungen, die mit der Patientenaufnahme zu tun haben, auch eine Person in der Arbeitsgruppe vertreten ist.

In dem Beispiel könnte die Arbeitsgruppe dann folgendermassen zusammengesetzt sein:

- 1 Pflegeperson Intensivstation/Notfallaufnahme
- 1 Pflegeperson Allgemeine Abteilung
- 1 Verantwortliche Person Bettendisposition

- 1 Person von der Patientenadministration
- 1 Person vom ärztlichen Dienst
- 1 Leitung der Arbeitsgruppe, die das BAGE-Modell[©] kennt.

4.2 Entwicklungsphase

4.2.1 Formulierung der Anforderungen

Aktivität	Phase
4. Anforderungen	⎫ Entwicklung
5. Messinstrument	⎭

In erster Instanz wird nun die Arbeitsgruppe durch die Leitung der Arbeitsgruppe über das Vorgehen bei der Qualitätsstandardentwicklung nach dem BAGE-Modell[©] informiert. Dann werden die einzelnen Elemente des Qualitätsstandards erarbeitet bzw. formuliert.

4.2.1.1 Problembeschreibungen

Der erste Schritt der Entwicklungsphase ist die detaillierte Beschreibung des Problems. Ein umfassendes Thema kann in der Regel zerlegt werden in einzelne Aspekte.

Die Probleme rund um das Thema «Patientenaufnahme» wurden in der Arbeitsgruppe diskutiert und erläutert. Danach wurden u. a. folgende Probleme aufgelistet, die der Thematik zu Grunde liegen:

- Der Patient erhält am Aufnahmetag viele verschiedene Informationen von verschiedenen Personen.
- Die Pflegepersonen stellen sich beim Patienten unterschiedlich vor.
- Die Aufnahmeplanung ist schwierig, da der Zeitpunkt der Aufnahme oft unbekannt oder kurzfristig (Notfall) ist.
- Durch Doppelbelegungen bzw. hohe Bettenbelegung kommt es zu Überschneidungen ein- und austretender Patienten. Das Zimmer ist noch nicht vorbereitet, und der neue Patient wartet schon vor der Tür.
- Die Informationen der Einweisenden sind oft nicht ausreichend oder gar nicht vorhanden.
- Die Patientenanamnese wird nicht einheitlich durchgeführt. Der Patient wie auch seine Bedürfnisse werden unterschiedlich wahrgenommen.
- Es existieren Verständigungsprobleme auf Grund von anderen Sprachen bzw. Kulturen.

4.2.1.2 Begründung des Qualitätsstandards

Im zweiten Schritt der Entwicklungsphase wird aus den Problemen, die vorgängig aufgelistet wurden, die Begründung (Zielsetzung) für die Entwicklung dieses Qualitätsstandards hergeleitet. Die Begründung des Ziels sollte nicht mit der Formulierung von Ergebniskriterien verwechselt werden. Ob mehrere Begründungen oder nur ein Ziel formuliert wird, ist der Arbeitsgruppe überlassen.

Die Begründungen zur Patientenaufnahme lauten folgendermassen:
- Die Arbeitsablauforganisation «rund um die Aufnahme des Patienten» wird optimiert.
- Die Pflegenden führen die Patientenaufnahme entsprechend den Möglichkeiten des Patienten auf einheitliche Weise mit standardisierten Instrumenten durch.
- Die Implementierung des Qualitätsstandards soll zu einer Qualitätsverbesserung führen, denn: *«Einen ersten Eindruck gibt es kein zweites Mal».*

Bevor sich die Arbeitsgruppe an die Formulierung der Kriterien begibt, ist es wichtig, eine Literaturrecherche zum Thema durchzuführen. Welche Informationsquellen dazu zur Verfügung stehen, wird in Kapitel 4 ausführlich beschrieben. Nach einer Literaturrecherche werden die verschiedenen Literaturdokumente an die Teilnehmer der Arbeitsgruppe weitergegeben. Aus der gefundenen Literatur werden die entsprechenden Passagen, die Werte und Normen sowie Informationen zum Thema «Patientenaufnahme» enthalten, herausgeschrieben. Die Arbeitsgruppe diskutiert die Literaturpassagen und formuliert diese zu Kriterien um. Dabei gilt es, die RUMBA-Regel (s. Kap. 3.2.2.2) einzuhalten. Es kann durchaus sein, dass die Literatur nicht ausreichend ist. Hier sind dann die Erfahrungswerte (Expertenmeinung) der Arbeitsgruppenteilnehmer gefragt. Es folgen einige Beispiele von Struktur-, Prozess- und Ergebniskriterien zur Patientenaufnahme.

Beispiel-Ergebniskriterien «Patientenaufnahme»

Outputkriterien
1. Der Bezugsperson lagen die Patienteninformationen vor der Aufnahme in schriftlicher Form vor.
2. Die am Aufnahmeprozess beteiligten Personen (Pflegeteam) waren über die bevorstehende Aufnahme informiert.
3. Das Patientenzimmer war analog der Hotellerie-Richtlinie hergerichtet.
4. Die Pflegedokumentation war analog der Handlungsanweisung «Pflegedokumentation» vorhanden.
5. Die Aufnahme wurde durch eine (nach Checkliste) eingearbeitete Pflegeperson durchgeführt.
6. Die aufnehmende Pflegeperson war auch Bezugsperson des Patienten.
7. Der Patient wurde von seiner Bezugsperson an der vereinbarten Stelle abgeholt.
8. Die Zeit für das Aufnahmegespräch wurde im Voraus festgelegt.

9. Der Patient ist informiert über:
   a) Name, Vorname und Funktion der Bezugsperson
   b) Infrastruktur der Klinik, der Station und des Zimmers
   c) Name des Bettnachbars
   d) Hausordnung
   e) Menüwahlsystem
   f) Funktion der Pflege entsprechend dem Leitfaden
   g) Aktivitäten, welche die Klinik anbietet
   h) Ablauf des Aufnahmetages
10. Das Einführungsgespräch wurde entsprechend dem Leitfaden in einem Raum ohne akustische Störungen durchgeführt.
11. Das Einführungsgespräch wurde ohne Störungen durchgeführt.
12. Der Raum für das Aufnahmegespräch war als solcher gekennzeichnet.
13. Patient und Angehörige haben das Informationsmaterial erhalten.

Outcomekriterien (hypothetisch formuliert)
1. Die Patienten fühlen sich besser betreut.
2. Die Compliance der Patienten ist höher.
3. Die Patienten empfinden weniger Stress im Rahmen der Aufnahme in die Gesundheitseinrichtung.

Beispiel-Strukturkriterien «Patientenaufnahme»
Vor der Klinikaufnahme sind vorhanden:
1. Schriftliche Informationen über:
   a) Personalien (Name, Vorname, Geburtsdatum, Geschlecht, Religion)
   b) Zeitpunkt der Aufnahme
   c) Krankheitsbild
   d) Differenzialdiagnose
   e) Transport (wie der Patient in die Klinik kommt)
   f) Adresse der einweisenden Stelle
   g) Name der Kontaktperson der einweisenden Stelle
   h) Versicherungsklasse
2. Vorhanden ist eine (nach Einarbeitungscheckliste) eingearbeitete Pflegeperson, analog der Kompetenzliste (dipl. Pflegeperson oder Schüler unter Anleitung).
3. Die Pflegeperson, welche das Aufnahmegespräch führt, ist die Bezugsperson des Patienten.
4. Vorhanden sind:
   a) minimal/maximal 20 Minuten Zeit für das Erstgespräch
   b) ein bezugsbereites Zimmer gemäß Hotellerie-Richtlinie
   c) ein Leitfaden für das Erstgespräch
   d) beschriftete Dokumente gemäß Handlungsanweisung (HW) Pflegedokumentation
   e) beschriftete Pflegedokumentation gemäß HW-Pflegedokumentation
   f) Informationsblatt für Patienten

g) Informationsblatt für Angehörige

h) Hausordnung.

Aufnahmephase:

5. Personen, die am Aufnahmeprozess beteiligt sind (Pflegeteam), sind über die Ankunft des Patienten informiert.

6. Ein Raum, in dem ein Gespräch «unter vier Augen», d. h. ohne akustische Störungen möglich ist, ist vorhanden.

7. Der Raum ist gekennzeichnet durch: «Bitte nicht stören».

8. Die Pflegeperson, welche die Aufnahmephase begleitet, besitzt Kenntnisse über:

   a) die Infrastruktur des Hauses, der Station, des Zimmers

   b) die Aktivitäten, welche vom Haus angeboten werden

   c) die Pflegeaktivitäten, welche an den Patienten weitergeleitet werden (gem. Leitfaden)

   d) den Namen der Zimmernachbarn.

9. Die Pflegeperson kennt die Regelung, wie man sich beim Patienten vorstellt.

Beispiel-Prozesskriterien «Patientenaufnahme»

1. Die Pflegeperson nimmt die vorhandenen schriftlichen Patienteninformationen (vorgängig definiert) vom Arzt entgegen.

2. Die (nach Checkliste) eingearbeitete Pflegeperson informiert vor der Aufnahme das Pflegeteam über die bevorstehende Aufnahme des Patienten.

3. Eine eingearbeitete Pflegeperson führt die Aufnahme durch.

4. Die Pflegeperson kontrolliert, ob das Zimmer des Patienten bezugsbereit ist (gem. Hotellerie-Richtlinie).

5. Die Pflegeperson kontrolliert die Pflegedokumentation gemäß Handlungsanweisung «Pflegedokumentation».

6. Die Pflegeperson plant für das Aufnahmegespräch 20 Minuten Zeit ein.

7. Die Bezugsperson holt den Patienten an einer vereinbarten Stelle ab.

8. Die Bezugsperson stellt sich bei der Begrüssung mit Namen, Vornamen und Funktion vor.

9. Die Bezugsperson begleitet den Patienten in das für ihn vorbereitete Patientenzimmer.

10. Wird der Patient in einem Mehrbettzimmer untergebracht, dann:

    a) reserviert die Bezugsperson einen separaten Raum (s. Strukturkriterien)

    b) begleitet die Bezugsperson den Patienten in diesen separaten Raum

    c) kennzeichnet die Bezugsperson den Raum durch «Bitte nicht stören».

11. Die Pflegeperson führt das Aufnahmegespräch in einem Raum ohne Störungen.

12. Die Bezugsperson stellt den Patienten den anwesenden Bettnachbarn vor.

13. Die Pflegeperson führt das Aufnahmegespräch gemäß dem Leitfaden «Aufnahme eines Patienten».

14. Die Pflegeperson informiert den Patienten über:

    a) die Hausordnung

    b) das Menüwahlsystem

c) die Infrastruktur des Hauses, der Station, des Zimmers

d) die Funktion der Pflege gemäß Leitfaden

e) Aktivitäten, die das Haus anbietet.

15. Die Pflegeperson informiert den Patienten über den Ablauf des Aufnahmetages.

16. Die Pflegeperson gibt das «Informationsblatt für den Patienten» an den Patienten ab.

17. Die Pflegeperson gibt das «Informationsblatt für Angehörige» an die Angehörigen ab.

Literatur

Da es sich hier um einen Beispielstandard für das Formulieren von Kriterien handelt, wurde auf die Literatursuche verzichtet.

Abbildung 30 zeigt eine andere Form der Darstellung eines Qualitätsstandards.

Thema des Standards: Patientenaufnahme		
Problembeschreibung: - Der Patient erhält am Aufnahmetag viele verschiedene Informationen von verschiedenen Personen. - Die Patientenananmese wird nicht einheitlich durchgeführt. Die Bedürfnisse werden unterschiedlich wahrgenommen. - Die Informationen der einweisenden Stelle sind oft nicht ausreichend oder gar nicht vorhanden.		
Begründung/Zielsetzung des Qualitätsstandards: - Die Arbeitsablauforganisation «rund um die Aufnahme des Patienten» wird optimiert. - Die Pflegenden führen die Patientenaufnahme gemäß den Möglichkeiten des Patienten auf einheitliche Weise mit standardisierten Instrumenten durch.		
Strukturkriterien	**Prozesskriterien**	**Ergebniskriterien (Output)**

Vor der Klinikaufnahme sind vorhanden:
 	
1. Schriftliche Informationen über:
  - Personalien
  - Zeitpunkt der Aufnahme
  - Krankheitsbild
  - Differenzialdiagnose
  - Transport
  - Adresse der einweisenden Stelle
2. etc.
	1. Die Pflegeperson nimmt die vorhandenen schriftlichen Patienteninformationen vom Arzt entgegen.
	(siehe Strukturkriterien)
	
	2. etc.
		1. Der aufnehmenden Pflegeperson lagen die Patienteninformationen vor der Aufnahme in schriftlicher Form vor.
		
		2. etc.

Literatur: ...		

Abbildung 30: Darstellung eines Qualitätsstandards

4.2.2 Entwicklung eines Messinstrumentes zur Überprüfung des Qualitätsstandards

Aktivität	Phase
4. Anforderungen	} Entwicklung
5. Messinstrument	

Das Messinstrument wird in Form einer Checkliste entwickelt und dient der Erhebung des Istzustands. Ohne ein solches Messinstrument ist es nicht möglich, fundierte Aussagen über die Qualität der Patientenaufnahme zu machen. Die Vorgehensweise wird in Kapitel 3 beschrieben.

Beispiel-Messinstrument zum Qualitätsstandard «Patientenaufnahme»
Die Nummerierung bezieht sich auf die Kriterien. So steht S2 für eine Frage zum Strukturkriterium 2 oder P1 für eine Frage zum Prozesskriterium 1. Bei diesem Beispielinstrument liegen nicht zu allen Kriterien Fragen vor.

Nr.	Fragen Sie die Pflegeperson, welche den Patienten aufgenommen hat:	Antwort-kategorie	Bewertung (Pkt = Punkte)
S2	Wurden Sie nach der Checkliste «Einarbeitung» eingearbeitet? Wenn nein, warum nicht:...................	❑ ja ❑ nein	ja = 2 Pkt nein = 0 Pkt
S1	Haben Sie die schriftlichen Informationen vor der Aufnahme des Patienten erhalten? Wenn ja, welche:........................ Wenn nein, warum nicht:..........................	❑ ja ❑ nein	ja = 2 Pkt nein = 0 Pkt
S3	Sind Sie Bezugsperson des aufzunehmenden Patienten? Wenn nein, warum nicht:...............................	❑ ja ❑ nein	ja = 2 Pkt nein = 0 Pkt
S3	Haben Sie das Aufnahmegespräch durchgeführt? Wenn nein, warum nicht:..........................	❑ ja ❑ nein	ja = 2 Pkt nein = 0 Pkt
P6	Haben Sie das Gespräch eingeplant? Wenn ja, wie viel Zeit haben Sie dafür eingeplant? Wenn nein, warum nicht:..........................	❑ ja ❑ nein __ min	ja = 2 Pkt nein = 0 Pkt
P4	Haben Sie vor dem Eintreffen des Patienten kontrolliert, ob das Zimmer bezugsbereit war? Wenn nein, warum nicht:..........................	❑ ja ❑ nein	ja = 2 Pkt nein = 0 Pkt
P4	Wonach richten Sie sich bei der Kontrolle des Zimmers?	Richtlinie Hotellerie	Diese Nennung = 2 Pkt
S10	Nennen Sie 5 Punkte, die in der Richtlinie Hotellerie aufgelistet sind:	❑ ❑ ❑ ❑ ❑	5 Nennungen = 2 Pkt 3/4 Nennungen = 1 Pkt < 3 Nennungen = 0 Pkt
S1	Wurden Sie über die Ankunft des Patienten informiert? Wenn nein, warum nicht:..........................	❑ ja ❑ nein	ja = 2 Pkt nein = 0 Pkt

| P2 | Haben Sie die Personen, welche am Aufnahmeprozess beteiligt sind, informiert? Wenn ja, wen haben Sie informiert:........................... Wenn nein, warum nicht:.. | ❏ ja ❏ nein | ja + richtige Informationsstelle = 2 Pkt nein = 0 Pkt |
| P8 | Wie stellen Sie sich beim neu eintretenden Patienten vor? | ❏ Name ❏ Vorname ❏ Funktion | 3 Nennungen = 2 Pkt alles andere = 0 Pkt |

Nr.	Fragen Sie den Patienten	Antwort-kategorie	Bewertung
P7	Wurden Sie von ihrer Bezugsperson am................... ....abgeholt? Wenn nein, warum nicht:..	❏ ja ❏ nein	ja = 2 Pkt nein = 0 Pkt
P9	Wurden Sie durch die Bezugsperson in Ihr Zimmer begleitet? Wenn nein, warum nicht:........................	❏ ja ❏ nein	ja = 2 Pkt nein = 0 Pkt
S4	Wie haben Sie bei der Aufnahme ihr Zimmer vorgefunden? a) War das Bett vorbereitet? b) War ein Nachttisch vorhanden? c) War saubere Frotteewäsche vorhanden? Wenn nein, warum nicht:..	❏ja ❏nein ❏ja ❏nein ❏ja ❏nein	3 × ja = 2 Pkt alles andere = 0 Pkt
P 11	Führte die Bezugsperson das Aufnahmegespräch mit Ihnen durch? Wenn nein, warum nicht:..	❏ ja ❏ nein	ja = 2 Pkt nein = 0 Pkt
S2/ P 11	Wurde das Aufnahmegespräch in einem Raum ohne Störungen durchgeführt? Wenn nein, warum nicht:..	❏ ja ❏ nein	ja = 2 Pkt nein = 0 Pkt
P8	Wie hat sich die Bezugsperson bei Ihnen vorgestellt?	❏ Name ❏ Vorname ❏ Funktion	3 Nennungen = 2 Pkt alles andere = 0 Pkt
P 14	Wurden Sie informiert über: a) Infrastruktur des Hauses b) der Station c) des Zimmers Wenn nein, warum nicht:..	❏ja❏ nein ❏ja❏ nein ❏ja❏ nein	3 × ja = 2 Pkt alles andere = 0 Pkt
	Liegen Sie in einem Mehrbettzimmer? Wenn ja, gehe zur nächsten Frage	❏ ja ❏ nein	keine Bewertung
P 12	Wurden Ihnen die Zimmermitbewohner durch die Bezugsperson vorgestellt? Wenn nein, warum nicht:..	❏ ja ❏ nein	ja = 2 Pkt nein = 0 Pkt

Nr.	Kontrollieren Sie/Schauen Sie in der Dokumentation nach	Antwortkategorie		Bewertung
S2	Überprüfen Sie, ob die Pflegeperson, welche die Aufnahme durchgeführt hat, eine dipl. Pflegeperson ist? Wenn nein, warum nicht.....................................	❏ ja	❏ nein	ja = 2 Pkt nein = 0 Pkt
S4	Kontrollieren Sie, ob ein Leitfaden vorhanden ist zu: a) Erstgespräch b) Patientendokumentationssystem c) Informationsblatt «Patient» d) Informationsblatt «Angehörige» e) Hausordnung Wenn nein, warum nicht:.......................................	 ❏ ja ❏ ja ❏ ja ❏ ja ❏ ja	 ❏ nein ❏ nein ❏ nein ❏ nein ❏ nein	5 × ja = 2 Pkt alles andere = 0 Pkt
S1	Kontrollieren Sie, ob am Aufnahmetag um 8.00 Uhr schriftliche Informationen auf der Station vorhanden sind bezüglich: a) Personalien b) Zeitpunkt der Aufnahme c) Krankheitsbild d) Transport (wie Patient in die Klinik kommt) e) Adresse der einweisenden Stelle f) Name der Kontaktperson der einweisenden Stelle g) Versicherungsklasse des Patienten Wenn nein, warum nicht:.....................................	 ❏ ja ❏ ja ❏ ja ❏ ja ❏ ja ❏ ja ❏ ja	 ❏ nein ❏ nein ❏ nein ❏ nein ❏ nein ❏ nein ❏ nein	7 × ja = 2 Pkt alles andere = 0 Pkt
S7	Kontrollieren Sie, ob das Zimmer für das Aufnahmegespräch gekennzeichnet ist	❏ ja	❏ nein	ja = 2 Pkt nein = 0 Pkt

4.3 Überprüfungs- und Analysephase

4.3.1 Nullmessung

Aktivität	Phase
6. Nullmessung	⎫ Überprüfungs- und Analysephase
7. Ergebnisanalyse	⎭

Die tatsächliche Datenerhebung findet erst statt, wenn mit der entwickelten Checkliste ein Prätest durchgeführt wurde (s. Kap. 3). Die Anzahl der Erhebungen richtet sich nach den Aufnahmen, die effektiv stattfinden.

Hat eine Abteilung z. B. 28 Betten, werden davon 25 % der Situationen erhoben. Das bedeutet sieben Erhebungen (Personal, Patient, Dokumentation). Die Zeitdauer richtet sich nach der Anzahl der Patientenaufnahmen.

Tabelle 14: Ergebnisdarstellung der Strukturkriterien

Nr.	Strukturkriterien	Station 21	Station 22	Station 23	Klinik total
1	Schriftliche Informationen über: a) Personalien (Name, Vorname, Geburtsdatum, Geschlecht, Religion) b) Zeitpunkt der Aufnahme c) Krankheitsbild d) Differenzialdiagnose e) Transport (wie der Patient in die Klinik kommt) f) Adresse der einweisenden Stelle g) Name der Kontaktperson der einweisenden Stelle h) Versicherungsklasse sind vorhanden.	56 %	68 %	63 %	62.3 %
2	Vorhanden ist eine (nach Einarbeitungscheckliste) eingearbeitete Pflegeperson, gemäß der Kompetenzliste (dipl. Pflegeperson oder Schüler unter Anleitung)	85 %	92 %	87 %	88 %
3	etc.				

Kommentare zu den Nein-Antworten bei Strukturkriterium 1:

Stat. 21   -   Die Anmeldeformulare sind unvollständig ausgefüllt.
         -   Die Anmeldeformulare kommen erst mit dem Patienten auf die Station.
         -   Je nach Arzt wird dies unterschiedlich gehandhabt.
Stat. 22   -   Die Anmeldeformulare sind nur teilweise ausgefüllt.
         -   Es ist nicht unsere Aufgabe, den Formularen hinterherzurennen.
         -   Keine Angaben von einweisender Stelle vorhanden.
Stat. 23   -   Die Anmeldeformulare kommen meist zu spät, teilweise erst mit dem Patienten auf die Station.
         -   Angeblich sind die Angaben vorher nicht bekannt.

Kommentare zu Nein-Antworten bei Strukturkriterium 2:

Stat. 21   -   Einführung nur vierteljährlich
         -   Kompetenzliste nicht ganz klar
Stat. 22   -   Einführung wegen Krankheit verpasst
Stat. 23   -   Ich kenne die Kompetenzliste nicht.

Tabelle 15: Ergebnisdarstellung der Prozesskriterien

Nr.	Prozesskriterien	Station 21	Station 22	Station 23	Klinik total
1	Die Pflegeperson nimmt die vorhandenen schriftlichen Patienten-Informationen (vorgängig definiert) vom Arzt entgegen.	54 %	63 %	58 %	58.3 %
2	Die (nach Checkliste) eingearbeitete Pflegeperson informiert vor der Aufnahme das Pflegeteam über die bevorstehende Patientenaufnahme.	66 %	72 %	71 %	69.6 %
3	Eine eingearbeitete Pflegeperson führt die Patientenaufnahme durch.	84 %	90 %	87 %	87 %
4	etc.				

Kommentar zu Nein-Antworten bei Prozesskriterium 1:

Stat. 21 - Je nach Arzt wird dies unterschiedlich gehandhabt.
- Die schriftlichen Informationen kommen meistens erst später.
- Oft erfolgt telefonische Anmeldung.

Stat. 22 - Der Arzt bringt die Informationen nicht auf die Station.
- Anmeldeformular zwar erhalten, aber nur zur Hälfte ausgefüllt

Stat. 23 - Es sind keine Angaben von einweisender Stelle vorhanden.

Kommentar zu Nein-Antworten beim Prozesskriterium 2:

Stat. 21 - Kann meist nicht informieren, da nur dürftige Angaben vorhanden
- Bin froh, wenn ich Patientenname und Geschlecht weiss.

Stat. 22 - Aufnahme oft sehr kurzfristig
- Anruf, dass Patient verlegt wird, und schon steht er auf der Station.

Stat. 23 - Beim Notfall nicht möglich
- Information von Team vorgängig nicht nötig, reicht bei der Patientenübergabe.

Ergebniskriterien werden nicht im Einzelnen erhoben, da die Werte der Struktur- und Prozesskriterien zusammengezählt die Ergebnisse (s. Tab. 12) darstellen.

Ergebniskriterium 1 = Strukturkriterium 1 + Prozesskriterium 1

Tabelle 16: Ergebnisdarstellung der Ergebniskriterien

Nr.	Strukturkriterium	Station 21	Station 22	Station 23	Klinik total
1	Schriftliche Informationen über: a) Personalien (Name, Vorname, Geburtsdatum, Geschlecht, Religion) b) Zeitpunkt der Aufnahme c) Krankheitsbild d) Differenzialdiagnose e) Transport (wie der Patient in die Klinik kommt) f) Adresse der einweisenden Stelle g) Name der Kontaktperson der einweisenden Stelle h) Versicherungsklasse vorhanden	56 %	68 %	63 %	62.3 %
Nr.	**Prozesskriterium**				
1	Die Pflegeperson nimmt die vorhandenen schriftlichen Patienten-Informationen vom Arzt entgegen.	54 %	63 %	58 %	58.3 %
Nr.	**Ergebniskriterium**				
1	Der Bezugsperson lagen die Patienten-Informationen vor der Patientenaufnahme in schriftlicher Form vor.	55 %	65.5 %	60.5 %	60.3 %

Die Darstellung der Outcomekriterien wird hier nicht aufgezeigt, da zu deren Erhebung wissenschaftliche Instrumente und Methoden benötigt werden.

4.3.2 Ergebnisanalyse

Aktivität	Phase
6. Nullmessung	⎫ Überprüfungs- und Analysephase
7. Ergebnisanalyse	⎭

Die Analyse der Ergebnisse findet zum Einen anhand der Zahlen statt. Zum Anderen werden die Texte, welche erläutern, warum gewisse Kriterien nicht erfüllt werden müssen, dabei einbezogen. Bei der Analyse gilt es festzustellen, ob die Strukturen vorhanden sind, damit dem Kriterium entsprochen werden kann. Wenn Strukturen nicht vorhanden sind, können auch die entsprechenden Prozesse nicht durchgeführt werden.

Die Anwesenheit der Strukturkriterien allein garantiert noch keinen hohen Erfüllungsgrad des Ergebniskriteriums. Daher müssen immer die Struktur- und Prozesskriterien kontrolliert bzw. in die Analyse einbezogen werden.

Beispiel der Analyse zum Ergebniskriterium 1

Das Ergebniskriterium 1, «Der Bezugsperson lagen die Patienten-Informationen vor der Patientenaufnahme in schriftlicher Form vor», wurde von der Klinik in 60.3 % erfüllt. Diese Zahl stellt das Qualitätsniveau dar. Im optimalen Fall würde dem Kriterium zu 100 % entsprochen. Mit der Analyse wird nun festgestellt, warum eine Abweichung von 39.7 % existiert (Differenz zwischen Ist- und Sollzustand).

Das Strukturkriterium 1 wurde in der Klinik zu 62.3 % und das Prozesskriterium 1 zu 58.3 % erfüllt. Das Prozesskriterium ist abhängig vom Strukturkriterium, das heisst, die Strukturen müssen erfüllt sein, damit dem Prozesskriterium entsprochen werden kann. Auf Grund der Tatsache, dass die Strukturen schlecht erfüllt sind, kann kein hohes Ergebnis beim Prozess erwartet werden. Dabei ist wichtig, dass die Texte, welche bei den Nein-Antworten zu vermerken waren, in die Analyse einbezogen werden. Diese Kommentare geben oft Hinweise auf Probleme, Schwachstellen, Organisationsmängel etc. So zeigen mehrere Kommentare auf, dass das Anmeldeformular nicht oder nur unvollständig ausgefüllt wird und nicht rechtzeitig dort eintrifft, wo es gebraucht wird. Auch scheinen auf Grund der Kommentare die Kompetenzen bzw. Aufgaben nicht klar geregelt zu sein.

Auf diese Weise wird Kriterium für Kriterium analysiert. In dem Beispiel sind Qualitätsniveaus der einzelnen Stationen mehr oder weniger different. Hier gilt es zu analysieren, warum diese Unterschiede vorliegen und welche Ursachen sie haben könnten. Gründe dafür können unterschiedliche Organisationsformen, Arbeitsabläufe, stationsinterne Regelungen oder unklar definierte Verantwortungsbereiche sein. Erfahrungswerte haben gezeigt, dass die Ergebnisse keine grossen Überraschungen für die Mitarbeiter und Vorgesetzten darstellen. Die betroffenen Mitarbeiter haben meist schon vorgängig die Schwachstellen, Problembereiche oder Defizite erkannt. Die Präsentation der Qualitätsergebnisse bestätigt auf diese Weise deren Vermutungen. Werden Ergebnisse von verschiedenen Bereichen im Sinne des internen Benchmarking präsentiert, so kann ein weiterer positiver Effekt erzielt werden. Die Unterschiede der Bereiche werden thematisiert, und es wird analysiert, welche Aktivitäten der «besseren» Abteilung dazu führten, bessere Ergebnisse zu erzielen. Diese Art der Präsentation sollte zu einem positiven Konkurrenzdenken führen.

4.4 Optimierungsphase

4.4.1 Erstellen eines Veränderungsplans

Aktivität	Phase
8. Veränderungsplan	} Optimierung
9. Durchführung	

Auf Grund der oben erwähnten Analyse wird in dieser Phase ein Massnahmenplan erstellt. Sinnvollerweise wird dieser mit den direkt Betroffenen aus den jeweiligen

Bereichen erstellt. Dies bewirkt eine hohe Akzeptanz bei den Mitarbeitern für die Qualitätsverbesserungen, und es ist möglich, den jeweiligen Massnahmen Prioritäten zuzuteilen.

Mögliche Beispiele zum Ergebniskriterium 1:
- Ablauforganisation der Patientenaufnahme überprüfen
- Prozessbeschreibung vornehmen (Handbuch)
- Schnittstellen der am Aufnahmeprozess beteiligten Personen definieren
- Verantwortungen/Kompetenzen festlegen
- Anmeldeformular optimieren
- Informationswege definieren.

4.4.2 Durchführen der Verbesserungsmassnahmen

Aktivität	Phase
8. Veränderungsplan	Optimierung
9. Durchführung	

Anhand des Massnahmenplans werden die Massnahmen geplant, durchgeführt und analysiert (Tab. 17). Dabei ist zu beachten, dass jede noch so kleine Massnahme zu Veränderungen führen kann. Der Umgang mit Veränderungen ist ein komplexer Vorgang. Es ist wichtig, dass die Massnahmen koordiniert ablaufen und nicht alles auf einmal umgesetzt wird. Der Umgang mit und die Einführung von Veränderungen wird in der Literatur der Organisationswissenschaften eingehend beschrieben, und es wird hier nicht näher darauf eingegangen.

Tabelle 17: Aktivitäten im Rahmen des Massnahmenplans

Massnahme	Verantwortlich	Beginn	Endtermin
Prozessbeschreibung vornehmen (Handbuch)	Hr. Muster	1. Januar 00	15. Juni 00
Überarbeiten des Anmeldeformulars in einer interdisziplinären Arbeitsgruppe	Fr. Zufall	1. Januar 00	30. April 00
etc.			

4.5 Evaluationsphase

4.5.1 Erneute Messung

Aktivität	Phase
10. Erneute Messung	⎫ Evaluation
11. Ergebnisanalyse	⎭

Nach einer gewissen Periode, abhängig von den Massnahmen oder dem Aufwand für die Massnahmen und den erwarteten Effekten wird eine erneute Datenerhebung durchgeführt. Eine zweite Erhebung darf nicht unmittelbar nach den letzten Verbesserungsmassnahmen erfolgen. Es muss eine Gewöhnungszeit für die neuen Prozesse (Massnahmen, Abläufe etc.) eingeplant werden, bevor die zweite Erhebung stattfindet (Washout Period). Um die Daten mit der ersten Erhebung zu vergleichen, ist es sinnvoll, die zweite Datenerhebung mit dem gleichen Messinstrument durchzuführen. Nur so kann ein Vergleich der Daten stattfinden.

4.5.2 Ergebnisanalyse

Aktivität	Phase
10. Erneute Messung	⎫ Evaluation
11. Ergebnisanalyse	⎭

Die letzte Phase des BAGE-Modells© rundet das Vorgehen ab, was jedoch nicht bedeutet, dass die Qualitätssicherung und -förderung damit abgeschlossen ist. In dieser Phase werden die Effekte der Verbesserungs- und Optimierungsmassnahmen nachgewiesen (Tab. 16).

Tabelle 18: Darstellung der 1. und 2. Messung im Vergleich

Kriterium	Erhebung 1				Erhebung 2				
	Stat. 21	Stat. 22	Stat. 23	total	Stat. 21	Stat. 22	Stat. 23	total	**Diff.**
Struktur 1	56 %	68 %	63 %	62.3 %	78%	82 %	80 %	80 %	**+ 17.7 %**
Prozess 1	54 %	63 %	58 %	58.3 %	75 %	83 %	72 %	76.6 %	**+ 18.4 %**
Ergebnis 1	55 %	65.5 %	60.5 %	60.3 %	76.5 %	82.5 %	76 %	78.3 %	**+ 18 %**

Anhand dieser Darstellung lässt sich die Verbesserung der Qualität deutlich aufzeigen. Auf Grund der Ergebnisse der zweiten Erhebung wird nun festgelegt, ob weitere Konsequenzen notwendig sind oder ob das Ergebnis vorerst ausreichend ist. Wenn das Ergebnis im Moment als ausreichend angesehen wird, haben die Qualitätskriterien trotzdem ihre Gültigkeit, die Aktivitäten sollen sich daran orientieren, aber es ist besteht kein akuter Handlungsbedarf für Qualitätsverbesserungen. Weitere Erhebungen werden dann durchgeführt, wenn Veränderungen stattfinden, die möglicherweise einen Einfluss auf das Qualitätsniveau haben. Dieses Vorgehen bei der zweiten und eventuell bei den weiteren Erhebungen führt zu einem kontinuierlichen Verbesserungsprozess, der in den bekannten Qualitätsmanagementsystemen TQM, EFQM oder der ISO-Norm beschrieben wird.

Es muss in Betracht gezogen werden, dass sich die Normen und Werte, welche im Qualitätsstandard enthalten sind, im Laufe der Zeit verändern können. Damit diese Veränderungen auch zur Kenntnis genommen werden, bewährt es sich, dass eine Person für den Qualitätsstandard verantwortlich ist. Diese Person studiert die aktuelle Fachliteratur zum Thema des Qualitätsstandards regelmässig und orientiert sich an aktuellen wissenschaftlichen Entwicklungen. Bei Anpassungsbedarf ruft die verantwortliche Person die Qualitätsstandardgruppe zusammen, damit die Kriterien erneut diskutiert und angepasst werden können.

4.6 Das FAKTS- Modell in der Praxis

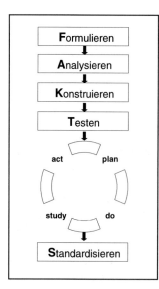

Das FAKTS-Modell (Abb. 31) wird verwendet, um Optimierungsprozesse zu initiieren und einzuführen. Die Verbesserungs- und/oder Optimierungsprozesse müssen in systematischer Form im Sinne von kleinen Projekten ablaufen. Die Anwendung des FAKTS-Modells führt zu einem kontinuierlichen Prozess, der im Qualitätsmanagement auch als kontinuierlicher Verbesserungsprozess (Continuous Improvement Process, CIP) beschrieben wird. Hierbei handelt es sich um einen dynamischen Prozess, der sich stetig weiterentwickeln soll. Die einzelnen Schritte des FAKTS-Modells werden nachfolgend beschrieben.

Abbildung 31: Das FAKTS- Modell

4.6.1 FAKTS-Modell Schritt 1 - Formulieren

Wie auch beim BAGE-Modell[©] sollte in einem ersten Schritt das Thema bestimmt werden. Dazu wird meistens ein Brainstorming oder eine abgewandelte Methode verwendet. Die Fragen, die als Ausgangspunkt des Brainstormings dienen, sind:

- Was ist das Problem?
- Was sollte unbedingt verbessert werden?
- Welche Dinge im Alltag stören besonders?

Das Brainstorming ist nur eines der Instrumente, welche bei der Themenbestimmung verwendet werden. Es können auch andere Systeme, wie zum Beispiel das Critical Incidents Registration System (CIRS), das Resident Assessment Instrument (RAI), Patientenbefragungen oder Mitarbeiterbefragungen, als Daten generierende Instrumente für die Erarbeitung eines Themenkataloges verwendet werden.

Mögliche Themen, die aus der Verwendung solcher Instrumente hervorgehen, wären:
- Medikamentenfehler
- Hohe Infektionsraten
- Zu wenig MitarbeiterInnen
- Zu viele Überstunden
- Schlechte Compliance bezogen auf die Hygienerichtlinien
- Zu wenig Zeit für die Begleitung von Schülern

Nachdem die Themensammlung beendet ist, sollte auch hier ein Problem priorisiert werden. Diese Vorgehensweise wird in Kapitel 6 beschrieben.

4.6.2 Schritt 2 – Analysieren

Nachdem ein Thema gewählt wurde, muss es gründlich analysiert werden. In diesem Beispiel wird mit den Medikamentenfehlern fortgefahren. Es geht in erster Instanz darum, die Istsituation des Themas zu bestimmen. Das heisst, wie ist der gegenwärtige Prozessablauf zum Thema? Wer macht was, wann und wie? Ist das Handling festgelegt, und wenn ja, wo? Dies sind nur einige Beispiele von Fragen, welche die Arbeitsgruppe sich stellen sollte. Das Ergebnis dieser Phase sollte eine detaillierte Beschreibung des Themenprozesses sein. Hierzu eignet sich unter Umständen die Darstellung in Form eines Flowcharts (s. Kap. 6). Denn wie Deming bereits sagte: «Mache ein Flowchart für alles, was du tust. Solange dies nicht gemacht ist, wird man nicht verstehen, womit man es zu tun hat.»

Fehlmedikationen (Verwechslungen, falsche Dosierungen, Verordnungsfehler) sind ein wichtiges Thema in der momentanen Diskussion innerhalb des Qualitätsmanagements in der Themengruppe «Risikomanagement». Ziel der Analyse ist das Vorliegen einer Prozessbeschreibung der Medikamentenverabreichung (Verordnung, Richten, Verabreichen). Dies bedeutet, dass die derzeitige Medikamentenverabreichung zuerst einmal die Istsituation abbildet. Erst wenn diese vorliegt, wird transparent, wo im Prozess die Probleme liegen. So können Schnittstellen, fehlende Regelungen etc. dargestellt werden. Eine Prozessbeschreibung in dieser Form kann beispielsweise folgende Aspekte beinhalten:

- Die Pflege erhält eine schriftliche Verordnung vom Arzt.
- Eine Pflegeperson überträgt die Verordnung auf das Medikamentenblatt.
- Eine weitere Pflegeperson richtet die Medikamente.
- Eine andere Pflegeperson kontrolliert die Medikamente.
- Eine weitere Pflegeperson verteilt die Medikamente.
- Die Pflegeperson, welche das Essen eingibt, verabreicht die Medikamente.

Dieser exemplarisch niedergeschrieben Prozess lässt aufhorchen. Es sind bis zu 6 Personen in die Medikamentenverabreichung involviert. Daher liegt es auf der Hand, dass der nächste Schritt eine Analyse der möglichen Ursachen sein sollte. Dabei werden wieder Fragen gestellt: Was ist/sind die Ursache(n) für das nicht zufrieden stellende Ergebnis? Nicht nur die Hauptursachen, sondern auch die Nebenursachen oder die Ursachen der Ursachen sollten aufgelistet werden. Zum Beispiel genügt es nicht, sich mit der Aussage zufrieden zu geben, dass etwas nicht getan wird, sondern es muss sofort nachgefragt werden, warum es nicht getan wird (Ursache der Ursache).

Beispielsweise können bei den Fehlmedikationen folgende Ursachen erkannt werden:

- Die Handschrift des Arztes auf dem Verordnungsblatt ist schlecht lesbar.
- Die Verordnung erfolgt mündlich.
- Die verordnete Dosierung stimmt nicht mit der Dosierungsform der Medikamente überein (mmol versus mg).
- Fehler bei der Übertragung auf dem Medikamentenblatt
  - o falsches Medikament
  - o falsche Dosierung
  - o falscher Zeitpunkt der Verabreichung
- Fehler beim Richten
  - o Raum wird viel von anderen frequentiert – Störungen
  - o schlechtes Licht im Medikamentenschrank/-raum
- Es wird nicht kontrolliert.
- Es wird kontrolliert, aber die Fehler werden nicht gemeldet/dokumentiert.

4.6.3 Schritt 3 – Konstruieren

Beim Konstruieren wird ein Katalog der möglichen Veränderungsmassnahmen erstellt. Die zentrale Frage lautet hier, welche Veränderungen in welchem Ausmass welche Verbesserungen bewirken könnten. Dazu wird erneut ein Brainstorming in der Gruppe durchgeführt. Die Frage, die das Brainstorming leitet, lautet: «Wie können wir diese Ursachen bekämpfen?» Das Ergebnis sollte eine Liste mit Veränderungen sein, die möglicherweise auch eine Verbesserung bedeuten.

Beispiele von Veränderungen im Falle der Fehlmedikation sind:

a) Auf der Visite werden nur schriftliche Verordnungen entgegen genommen.

b) Die Pflegefachpersonen kontrollieren direkt, ob die Verordnung lesbar ist und wiederholen die verordnete Medikation mündlich im Beisein des Arztes.

c) Das Übertragen der Verordnung wird von einer anderen Pflegefachperson kontrolliert und visiert. Kontrolliert werden:
- richtiges Medikament
- richtige Dosierung
- richtige Verabreichungsform
- richtiger Verabreichungszeitpunkt
- richtiger Patient.

d) Beim Richten der Medikamente wird der Raum markiert mit dem Schild «Bitte nicht stören».

e) Die Lichtquellen des Medikamentenschrankes werden kontrolliert und, wenn nötig, ersetzt.

f) Nach dem Richten werden die Medikamente von einer andern Pflegeperson kontrolliert und visiert.

g) Vor dem Verabreichen der Medikamente wird nochmals von einer Pflegefachperson kontrolliert. Auch dies sollte visiert werden.

In einem Konsensusverfahren sollte jetzt in der Gruppe festgelegt werden, welche Veränderungen in welcher Priorisierung implementiert werden. Wichtig ist, dass Schlüsselpersonen von Anfang an in die Veränderungsprozesse einbezogen werden, da sonst mit Widerständen gerechnet werden muss. Anhand der vorhandenen Ressourcen werden dann die Prioritäten und Zielsetzungen für den Veränderungsplan festgelegt. In obigem Beispiel stehen die Buchstaben des Alphabets für die Priorisierung der Veränderungen. Für die Implementierung der Veränderungen werden Instrumente aus dem Change Management und dem Projektmanagement verwendet.

4.6.4 Schritt 4 – Testen

Weil nicht jede Veränderung auch tatsächlich eine Verbesserung bedeutet, muss jede Veränderung getestet und evaluiert werden, in wie weit sie die Behandlungsqualität tatsächlich verbessert (Massoud et al., 2001). Diese Tatsache wird im vorletzten

Schritt des Modells umgesetzt. Die Veränderungen aus dem Veränderungsplan werden nun einzeln und systematisch getestet, um zu schauen, ob die gewünschten Ergebnisse erreicht werden. Dazu wird jede Veränderung ausführlich beschrieben. Um zu beweisen, dass die Veränderung auch wirklich eine Verbesserung hervorruft, müssen Messungen gemacht werden. Dazu sollte zuerst ein Indikator definiert werden. Folgende Frage kann der Arbeitsgruppe dabei helfen, einen Indikator zu bestimmen: Woran merken wir, dass eine Verbesserung eingetreten ist?

Wenn ein Indikator gewählt, das Messinstrument konstruiert und das Messvorgehen beschrieben ist, kann die Nullmessung stattfinden. Sie geschieht vor der Implementierung der Veränderung in der ausgewählten Organisationseinheit. Mit der Durchführung der Nullmessung wird die Plan-Phase des PDSA-Zyklus beendet.

Als Beispiel dient hier die zweite Veränderung: «Die Pflegefachpersonen kontrollieren direkt, ob die Verordnung lesbar ist, und wiederholen diese mündlich im Beisein des Arztes». Das Vorgehen wird geplant und beschrieben: Auf der Abteilung A. wiederholen ab Montag, den 31. Dezember 2000, die Pflegenden eine neue Verordnung mündlich im Beisein des verschreibenden Arztes. Der Arzt kontrolliert dabei, ob die Verordnung richtig verstanden wurde. Die Pflegefachpersonen und Ärzte der Abteilung werden über diese neue Vorgehensweise am Montag, den 24. Dezember, von der Stationsleitung, der Leitung Pflegedienst, dem Oberarzt und dem Chefarzt informiert. Ebenfalls bekommen diese Personen eine Beschreibung des Vorgehens, worin die Hintergründe nochmals erläutert werden. Hierfür ist der Vorsitzende der Arbeitsgruppe verantwortlich. Die Veränderung wird einen Monat dauern. Danach wird die Analyse zeigen, ob sie fortgesetzt und in der gesamten Institution eingeführt wird. Als Indikator werden die Anzahl Fehler in der Übertragung der Verordnungen dienen. Diese werden mittels Protokoll gemessen. Die Messungen werden 3 Mal pro Woche von der Stationsleitung gemacht. Die erste Messung (Nullmessung) findet am … statt. Nach jeder Messung wird das Protokoll über die interne Post an die Leitung der Arbeitsgruppe geschickt. Während der Veränderung finden die Messungen mit der gleichen Frequenz statt. Letzte Messung ist am …. Die Messungen werden in Zahlen und grafisch dargestellt.

Die zweite Phase des PDSA Zyklus, die Do-Phase fängt an mit der Implementierung der Veränderung. Mit den Messungen in dieser Phase können die Effekte der Veränderung gemessen werden. Wenn sich die festgelegte Periode dem Ende nähert werden die kompletten Messungen analysiert. Dies entspricht der 3. Phase (Study) des PDSA-Zyklus. Das Testergebnis aus dieser Phase bestimmt die Arbeitsschritte in der nächsten Phase. Am Beispiel könnte dies folgendermassen aussehen:

- Während der Durchführung der Veränderung ist die Fehlerquote bei den Medikamenten gleich geblieben:
  - Veränderungsmassnahmen stoppen, nächste Veränderung des Veränderungsplans in der ausgewählten Organisationseinheit durchführen.

- Während der Durchführung der Veränderung hatt die Fehlerquote leicht abgenommen, liegt aber noch immer im Bereich des Zufalls:
  - Die Veränderungsmassnahmen modifizieren, implementieren und in der ausgewählten Organisationseinheit erneut testen.
- Während der Durchführung der Veränderung ist die Fehlerquote statisch signifikant zurückgegangen:
  - Implementierung der Veränderung in der gesamten Organisation.

Diese Vorgehensweise wird durchgehalten, bis alle Veränderungen des Veränderungsplans implementiert sind. Erst dann ist diese Testphase zu Ende.

4.6.5 Schritt 5 – Standardisieren

Nach der Implementierung der Veränderungen und dem Nachweis der Verbesserungen müssen die veränderten Prozesse nun standardisiert werden.
Dies bedeutet bezogen auf das Beispiel, dass der Prozess «Medikamentenverabreichung» standardisiert durchgeführt wird, wie er in einer Weisung oder in einem Qualitätsstandard beschrieben ist.
Die Verantwortlichkeiten für die Überprüfung im Alltag sind definiert. So ist in der Stellenbeschreibung der Stationsleitung der Auftrag zur Überwachung der Qualität der Medikamentenverabreichung bzw. zum Dokumentieren der Fehlmedikationen vermerkt.
Über diese Messung wird monatlich an eine definierte Person oder Gruppe Bericht erstattet. So ist der kontinuierliche Prozess gewährleistet.

Die Massnahmen aus dem Veränderungsprozess müssen nun im Alltag als Selbstverständlichkeit betrachtet werden, und zwar zum Einen, um das Qualitätsniveau zu fixieren, und zum Anderen, um die standardisierten Qualitätsansprüche auch in Zukunft kontinuierlich überprüfen zu können.

4.7 Anwendung des BAGE-Modells© in der Praxis

Der Ablauf des BAGE-Modells© kann auch in Form eines Flussdiagramms dargestellt werden. Das erste Flussdiagramm (Abb. 32) stellt die Vorbereitungs- und Entwicklungsphase dar.

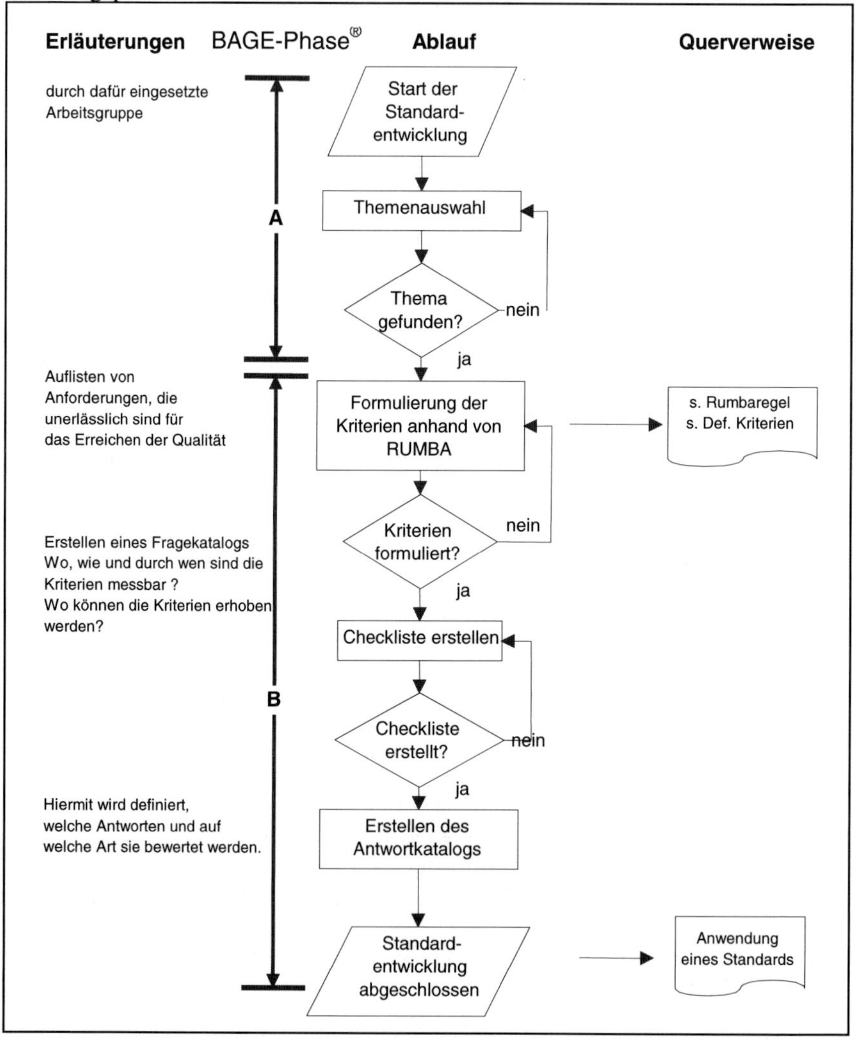

Abbildung 32: Flussdiagramm des BAGE-Modells© – Vorbereitungs- und Entwicklungsphase

Im zweiten Flussdiagramm (Abb. 33) sind die Phasen der Überprüfung und Analyse sowie der Optimierung und der Evaluation dargestellt.

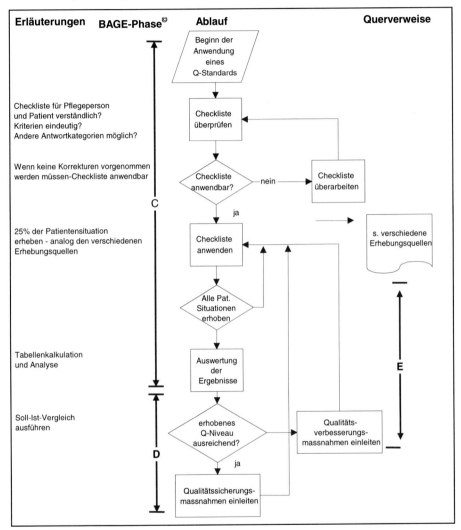

Abbildung 33: Flussdiagramm des BAGE-Modells© – Überprüfungs-, Analyse- und Optimierungsphase

Die Qualitätssicherung ist ein zyklischer Prozess, der kontinuierlich stattfinden soll.

4.8 Kurzanleitung zur Anwendung von Qualitätsstandards

Da Qualitätsstandards nach dem BAGE-Modell[©] von einer Personengruppe entwickelt werden und nicht alle Mitarbeiter darüber informiert sind, ist es ratsam, für die Personen, eine Kurzanleitung zu schreiben, worin die wichtigsten Inhalte kurz beschrieben sind. Nachfolgend ein Beispiel einer solchen Kurzanleitung.

Ziel der Anwendung

Die Anwendung eines Qualitätsstandards dient der Überprüfung des Qualitätsniveaus. Es kann ein Soll-Ist-Vergleich hergestellt werden, welcher es erlaubt, einen Massnahmenplan zur Qualitätsverbesserung zu erstellen. Die formulierten Kriterien des Qualitätsstandards stellen den Sollzustand (anzustrebendes Qualitätsniveau) dar. Mit dem Messinstrument kann der Istzustand (erbrachte Leistung) erhoben werden (Abb. 34).

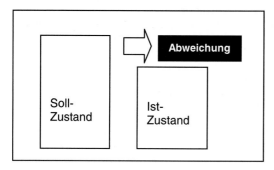

Abbildung 34: Soll- und Istzustand

Der Qualitätsstandard ist ein Instrument zur Qualitätssicherung und -förderung. Mit diesem Instrument können Effekte von Massnahmen, welche zu Qualitätsveränderungen führen, nachgewiesen werden. Auch interne und externe Qualitätsvergleiche (Benchmarking) werden möglich. Dieses Instrument dient nicht zur Anleitung oder Schulung. Es macht keine detaillierten Aussagen darüber, wie, in welchem Ausmass und mit welchen Materialien eine Handlung durchgeführt werden soll. Für diese Massnahmen sind detaillierte Arbeitsanleitungen bzw. Richtlinien oder Handlungsanweisungen zu erstellen. In einem Qualitätsstandard kann dann auf solche detaillierten Anleitungen quer verwiesen werden.

Nachfolgend die Anleitung, wie Sie bei der Erhebung des Istzustands vorgehen können.

Vorbereitung

Die Erhebung wird anhand von Patientensituationen durchgeführt. Nicht die Pflegeperson im Einzelnen, sondern die Qualität aller Pflegenden ist bei dieser Untersuchung von Interesse. Die Erhebung darf nicht als Mitarbeiterkontrolle missbraucht werden, und die Teilnahme ist nicht mit Namen der Teilnehmer verbunden. Bei der

Befragung ist die Einhaltung des Datenschutzes zu berücksichtigen und die Anonymität der Befragten zu gewährleisten.

Bestimmung der Anzahl der Erhebungen

Die Erhebungen richten sich nach Patientensituationen. Eine Patientensituation umfasst die Befragung des Personals, des Patienten und die Beobachtung bzw. Sichtung der Dokumentation. Die minimale Teilnehmeranzahl beträgt 25 % der Patientensituationen einer Station mit mehr als 25 Patienten. Dies ergibt ein Zuverlässigkeitsniveau von 90 % (van Lingen et al., 1990) für das totale Messergebnis. Die minimale Anzahl Patienten liegt bei 6. Dies bedeutet, dass auf einer Pflegestation mit 16 Betten 6 Patientensituationen gemessen werden müssen, um zu einem zuverlässigen Qualitätsergebnis zu kommen. Bei einer Station von 28 Patienten sind es somit 7 Patientensituationen, welche erhoben werden. Der Umfang der Patientensituation, d. h. ob der Patient und die Pflegeperson befragt oder die Pflegedokumentation gesichtet oder beobachtet wird etc., richtet sich nach den formulierten Kriterien.

Die Auswahlkriterien für die Patientensituationen

Die Selektion der Patientensituation hat in erster Instanz nicht willkürlich, sondern zufällig («at random») zu erfolgen (z. B. Patienten, deren Namen mit dem 1., 3., 5., .. Buchstaben des Alphabets beginnt), wobei folgende Einschränkungen gemacht werden:
- Der Patient sollte ansprechbar sein.
- Der Patient sollte die Sprache beherrschen, in der die Fragen gestellt werden.
- Der Patient muss seine Zustimmung geben, bei der Befragung mitzuwirken.

Um die Zuverlässigkeit der Aussagen zu erhöhen, ist es ratsam, die Erhebungen durch Pflegende bzw. Fremdpersonen ausführen zu lassen, die nicht auf der jeweiligen Station bzw. Institution arbeiten. Erfahrungen zeigen, dass Patienten in ihren Antworten beeinflusst werden, wenn die Fragen durch eine Person gestellt werden, von denen sie noch abhängig sind (Visser et al., 1992).

Terminplanung

Wenn die Anzahl der Patientensituationen bestimmt ist, wird der Zeitpunkt für die Erhebung festgelegt. Urlaubs- oder Ferienzeiten, Termine rund um Feiertage etc. eignen sich schlecht für die Befragungen, und es sollte auch dafür gesorgt sein, dass nicht gleichzeitig in grossem Umfang Personal abwesend ist. Die Erhebung eines Qualitätsstandards zu einem Thema sollte in einer minimalen Zeitspanne stattfinden, da sich sonst die Situation zu sehr ändert und eigentlich zwei Situationen statt einer gemessen werden.

Durchführung der Erhebung

Wenn die oben erwähnten Überlegungen erfolgt sind, kann mit der effektiven Erhebung begonnen werden. Die Erhebung wird mit den entwickelten Messinstrumenten durchgeführt. Aus praktischen Gründen eignet sich eine Trennung der einzelnen Erhebungsquellen (Patient/Pflegeperson/Dokumentation). Die Erhebung findet entsprechend der Terminplanung statt. Bei der Erhebung muss notiert werden, weshalb eine oder mehrere Fragen nicht geklärt werden konnten. Die notierten Abweichungen dienen dazu, eine Analyse durchzuführen und Schlussfolgerungen zu ziehen, um Qualitätsförderungsmassnahmen einzuleiten. Die Wertung der einzelnen Fragen wird nach der Befragung beurteilt. Dazu existiert ein Bewertungsschema – individuell auf die Fragen abgestimmt, in dem auch die zu erwartenden Antworten gemäß den formulierten Kriterien aufgelistet sind. Nachdem alle Fragen einzeln gewertet wurden, werden die Fragen zu den einzelnen Kriterien zusammengezählt, sodass das Qualitätsniveau jedes Kriteriums sichtbar wird.

z. B. Frage	1.1.1	Beobachtung	☒ ja ☐ nein	= 2 Punkte
	1.1.2	Patient	☐ ja ☒ nein	= 0 Punkte
	1.1.3	Personal	3 Nennungen	= 1 Punkt
Kriterium 1.1			**Punkte total**	**= 3 Punkte**

In einer Formel ausgedrückt, sieht die Berechnung des Qualitätsniveaus eines Kriteriums folgendermassen aus:

$$\text{Erreichtes Qualitätsniveau} = \frac{\text{Anzahl der erreichten Punkte}}{\text{Anzahl der max. möglichen Punkte}} \times 100\,\%$$

$$\text{Erreichtes Qualitätsniveau des Kriterium 1.1} \quad \frac{3\ \text{Punkte}}{6\ \text{Punkte}} \times 100 = 50\,\%$$

Um die gesamte Erfüllung des Qualitätsniveaus des Standards zu berechnen, werden:
a) die erreichten Punkte aller Kriterien zusammengezählt,
b) die maximal zu erreichende Punkte aller Kriterien zusammengezählt
c) die Summe von a) dividiert durch die Summe von b) multipliziert mit 100 ergibt den Erfüllungsgrad des Standards.

z.B. Kriterium 1.1	3 Punkte	von 6 Punkten
Kriterium 1.2	6 Punkte	von 6 Punkten
Kriterium 1.3	4 Punkte	von 8 Punkten
Kriterium 2.1	2 Punkte	von 4 Punkten
etc.	.....	
Punkte ges.:	15 Punkte :	24 Punkte ×100 = 62.5 %

Nun können die Ursachen, welche zu den Ergebnissen führten, analysiert und gezielte Qualitätsverbesserungen lanciert werden.

Weiterführende Literatur

Baartmans, P.C.M.; Geng, V. (2006): Qualität nach Mass. Entwicklung und Implementierung von Qualitätsverbesserungen im Gesundheitswesen. 2. vollständig überarbeitete und erweiterte Auflage, Verlag Hans Huber, Bern.

Van Lingen, B; Hollands, L.; Van Bergen, B.; Lemmen, T.; Visser. G. (1990): Kwaliteit van verpleegkundige zorg in verpleeghuizen. De Tijdstroom, Lochem.

Visser, G.; Hollands, L.; Bekker de, J.; Van Bergen, B. (1992): Beslagen ten eis. Ontwikkeling en gebruik van referentiekaders voor verpleegkwaliteit in algemene ziekenhuizen. De Tijdstroom, Lochem.

5. Informationsquellen – Grundlagen der Qualitätsstandards

Eine Frage entspricht immer einer Methode des Findens.
Oder man könnte sagen:
Eine Frage bezeichnet eine Methode des Suchens.

Ludwig Wittgenstein

Informationsquellen in Form von Literatur spielen eine zentrale Rolle bei der Formulierung von Qualitätsanforderungen. Daher werden in diesem Kapitel verschiedene Informationsquellen aufgezeigt und beschrieben. Literaturdatenbanken werden vorgestellt, und die Begriffe «Evidence Based Medicine» sowie «Evidence Based Practice» werden erläutert.

Die wichtigsten Informationsquellen enthalten die Werte und Normen der Personen und Berufsgruppen, professionelle Erfahrungen und Berichte hierüber sowie Forschungsergebnisse. Vor allem diese letzte Kategorie der Information ist sehr wichtig bei der Formulierung der Kriterien. Beispiele von schriftlichen Informationsquellen sind u. a.:

- Lehrbücher
- Artikel in Fachzeitschriften
- Publikationen von Kongressen und Forschungsprojekten
- Protokolle
- Richtlinien
- Gesetze und gesetzliche Regelungen (Kompetenzen, Verantwortlichkeit)
- Informationen aus dem Internet.

Für die Qualitätsarbeit werden meist wissenschaftliche Publikationen verwendet. Dies sind schriftliche Arbeiten von einem oder mehreren Wissenschaftlern, die formalen und inhaltlichen Kriterien genügen, um z. B. im Peer-Review-Prozess zur Veröffentlichung akzeptiert zu werden. Peer Review bedeutet, dass ein Fachartikel, der zur Veröffentlichung vorgesehen ist, durch einen oder mehrere unabhängige Experten des entsprechenden Fachgebietes im Hinblick auf die wissenschaftliche Güte bewertet wird. Wissenschaftliche Publikationen können als Buch, als Artikel in Fachzeitschriften, den Journals, oder als Artikel in Konferenzbänden veröffentlicht werden. Das Peer-Review-Verfahren ist ein Bewertungskriterium für eine Fachzeitschrift. Ein weiteres Bewertungskriterium stellt der Impact Factor dar. Der Impact Factor gibt an, wie oft ein Artikel aus einer Fachzeitschrift in einer anderen Fachzeitschrift zitiert wird. Je höher der Impact Factor, desto angesehener ist eine Fachzeitschrift.

Früher war es schwierig, an die internationale und wissenschaftliche Literatur heran-zukommen. Zuerst begab man sich in eine Fachbibliothek, um dann in kleinen Käst-chen nach Stichwörtern oder Autoren zu suchen, mit denen das gewählte Thema in Verbindung stand. Die Auswahl an Büchern sowie die Aktualität der Bücher und Zeitschriften in der Bibliothek beeinflussten das Ergebnis beachtlich.

Dies alles gehört glücklicherweise der Vergangenheit an. Heutzutage gibt es das Internet und verschieden sortierte Dateien mit Informationen, die so genannten Da-tenbanken. Da diese Informationsquellen möglichst vielen Interessenten auf der ganzen Welt zur Verfügung stehen, ist Englisch die meistverwendete Sprache. Diese sprachliche Vereinheitlichung kann für die Fachpersonen in den nichtenglisch-sprachigen Ländern ein Problem darstellen, wenn die Fachenglisch-Kenntnisse unzu-reichend sind. Aus diesem Grund besteht die Gefahr, dass nur Informationsquellen der Muttersprache genutzt werden. Dies führt zu einer Vorselektion der wissen-schaftlichen Literatur, die aus Sicht der Wissenschaft Einfluss haben kann auf die Gültigkeit und Zuverlässigkeit der formulierten Kriterien und Standards. Auch die Suche nach der zutreffenden Literatur gestaltet sich schwierig, wenn man zum Einen an die Menge von Publikationen denkt, die sich auf mehrere Millionen Arbeiten pro Jahr weltweit beläuft, und zum Anderen an den enormen Zeitaufwand, der benötigt wird, um die Literatur zu bearbeiten. So gibt es allein zur Thematik der Pflege über 200 internationale Zeitschriften. Die laufenden Entwicklungen der Informations- und Medientechnologie unterstützen bei der Suche nach Informationen, geben aber noch keine Garantien dafür, dass wirklich alle Literatur zu einem gewünschten Thema berücksichtigt wurde.

5.1   Das Internet

Das Internet ist keine homogene Einheit, sondern ein Computernetzwerk, das aus vielen kleinen Netzwerken besteht. Das Internet besteht aus vielen Teilen, wie zum Beispiel dem World Wide Web (www), welche den multimedialen Teil des Netzes darstellen. Die Grundidee des Internets wurde ursprünglich von Wissenschaftlern des Kernforschungszentrums CERN in Genf für die hausinterne Verbreitung von Texten entwickelt. Bereits 1992 waren mehr als 1.000.000 Rechner an das Internet ange-schlossen. Mitte 1997 lag diese Zahl bei 17.000.000! Über die tatsächliche Zahl der Internetnutzer kann auf Grund der Struktur des Netzes nur spekuliert werden. Nach statistischen Angaben des Computer Industry Almanac wurde das Internet im Jahr 2004 von 934 Millionen Menschen genutzt. Die Prognose für das Jahr 2007 beläuft sich auf 1.35 Milliarden Internet-Nutzer (Computer Industry Almanac, 2005; www.c-i-a.com).

Das Internet wird sehr oft als erste Wahl einer Literaturrecherche empfohlen. Dabei besteht jedoch das Problem der unüberschaubaren Datenmenge. Glücklicherweise gibt es da die Datenbanken. In einer Datenbank sind alle Informationen zu einem bestimmten Thema, nach logischen Prinzipien geordnet, zusammengefasst. Ein Beispiel für die meist benutzte Datenbank ist das Telefonbuch.

5.2 Evidence Based Medicine und Evidence Based Practice

In vielen Organisationen des Gesundheitswesens, insbesonders jedoch in lokalen und nationalen Fachgremien, werden evidenzbasierte Methoden angewendet, um praktische Richtlinien zu entwickeln. Die erste evidenzbasierte Methode stellt die Evidence Based Medicine (EBM) dar, der bis heute verschiedene Fachgebiete gefolgt sind. So existieren bereits die Bereiche Evidence Based Practice (EBP), Evidence Based Therapy (EBT), Evidence Based Nursing (EBN) und andere.

Unter Evidence Based Healthcare wird die Fähigkeit verstanden, interne Evidenz bzw. individuelle klinische Expertise (z. B. persönliche Erfahrungswerte, Erkenntnisse) und die jeweils beste verfügbare externe Evidenz (z. B. Ergebnisse systematischer Literaturrecherchen) zu verbinden und auf diese Weise Fragestellungen aus der ärztlichen Praxis zu lösen (Sigle, 1997).

In der Praxis stellt die evidenzbasierte Methode einen lebenslangen selbst gesteuerten Prozess des problemorientierten Lernens dar. Dieser Prozess erfordert aktuelle Informationen zur Diagnose, Therapie, Prognose und anderen Versorgungsaspekten sowie die fünf Fähigkeiten:
- die benötigte Information in beantwortbare Fragen umzusetzen
- die beste verfügbare Evidenz zu finden
- die Validität (Wahrheitsgehalt), die Bedeutung (Effektgrösse) und die Brauchbarkeit (klinische Anwendbarkeit) der gefundenen Evidenz kritisch zu bewerten
- die externe Evidenz in die klinische Erfahrung zu integrieren und auf die klinische Fragestellung anzuwenden und
- die eigenen Leistung zu evaluieren (Sigle, 1997).

EBM ist der gewissenhafte, ausdrückliche und vernünftige Gebrauch der gegenwärtig besten externen wissenschaftlichen Belege für Entscheidungen in der medizinischen Versorgung individueller Patienten (Abderhalden, 1999).

Die individuelle klinische Expertise bzw. interne Evidenz wird beschrieben als Können und Urteilskraft, erworben durch Erfahrung und klinische Praxis, welche sich zeigen in treffsicheren Diagnosen und in der mitdenkenden und -fühlenden Identifikation und Berücksichtigung der besonderen Situation, der Rechte und Präferenzen von Patienten bei der klinischen Entscheidungsfindung (Abderhalden, 1999; Sackett, 1997). Die beste verfügbare externe Evidenz beinhaltet die klinisch relevante Forschung zur:

- Genauigkeit diagnostischer Verfahren
- zur Aussagekraft prognostischer Faktoren
- zur Wirksamkeit und Sicherheit therapeutischer, rehabilitativer und präventiver Interventionen (Abderhalden, 1999; Sackett et al,; 1997).

Die Vorgehensweise der EBM lässt sich auf verschiedene Gebiete im Gesundheitswesen übertragen. EBN basiert auf der EBM, doch auch Begriffe wie EBP oder Evidence Based Guidelines werden in diesem Zusammenhang immer wieder erwähnt.

Am Beispiel der Pflege kann die evidenzbasierte Methode folgendermassen interpretiert werden: EBN ist die beweisorientierte Pflege, die sich auf wissenschaftliche Belege stützt (Schroeder, 1999). Die Vorgehensweise bei EBN teilt sich in folgende Schritte auf:
- Sie haben ein bestimmtes Problem, einen konkreten Fall.
- Daraus erfolgt eine exakte Formulierung der Problemstellung.
- Danach erfolgt eine wissenschaftliche Literaturrecherche, also eine Bewertung des Problems. Hierzu werden verschiedenen Datenbanken abgefragt, und die Literatur wird ausgewertet (Schroeder, 1999).

In der Praxis heisst dies, das Problem stellt sich aus dem Praxisalltag, der Patientenbetreuung oder der Qualitätssicherung. Das Problem wird exakt definiert, analysiert und eine Literaturrecherche unter Einbezug verschiedener Informationsquellen durchgeführt.

Die so gefundene Literatur wird selektiert. Dazu ist das Klassifikationssystem der Evidence Based Practice hilfreich. Die Klassifikation dient unter anderem dazu, die Aussagekraft der Studien (Evidenzgrad) zu beurteilen. Es existieren verschiedene Klassifikationssysteme zur Einteilung der Evidenz.

In der Pflege werden Richtlinien bis heute selten mit den entsprechenden Evidenzkategorien versehen. Dies lässt sich folgendermassen begründen.
- Wissenschaftliche Literatur der Pflege umfasst verschiedene Forschungsmethoden, wobei die randomisiert-kontrollierten Studien nur selten durchgeführt werden, nicht zuletzt auf Grund ethischer Überlegungen
- Evidenzkategorien beziehen sich auf Forschung aus dem normativen Paradigma (Naturwissenschaften), während die Pflegeforschung auch sehr stark im interpretativen Paradigma (Sozialwissenschaften) verankert ist. Daher sind wissenschaftliche Kenntnisse der Pflege oft nicht in Evidenzgrade einteilbar.

5.2.1 Evidenz-Klassifikationen

Eine der bekanntesten Einteilung ist die der Canadian Task Force on the Periodic Health Examination, 1979 herausgegeben und 1984 überarbeitet (Tab. 19).

Tabelle 19: Evidenzkategorien nach Woolf (1990)

Kat.	Beschreibung
I	Evidenz erhalten von mindestens einer korrekt randomisierten kontrollierten Interventionsstudie
II-1	Evidenz erhalten von gut angelegten kontrollierten Interventionsstudien ohne Randomisierung
II-2	Evidenz erhalten von gut angelegten analytischen Kohorten- oder Fallkontrollstudien, möglichst von mehr als einem Zentrum oder mehr als einer Forschungsgruppe
II-3	Evidenz erhalten durch den Vergleich zwischen Zeiträumen oder Orten mit oder ohne die Intervention, wie z. B. die Behandlungsergebnisse der Penicillinbehandlung in den 1940er-Jahren
III	Meinungen von respektierten Autoritäten, gestützt auf klinische Erfahrungen, deskriptive Studien oder Berichte von Expertengruppen

Bei der Formulierung von Qualitätskriterien, aber auch bei der Erstellung von verbindlichen Richtlinien ist es denkbar, dass die Evidenzgrade direkt bei den Kriterien vermerkt werden. Das heisst, wenn eine Aussage gemacht wird, wird hinter der Aussage vermerkt, welcher Evidenzgrad vorliegt. Auf Grund der Qualität der Evidenzen, die den Aussagen zu Grunde liegen, wird eine Empfehlung abgegeben. Die Empfehlungen gliedern sich gemäß Tabelle 20.

Tabelle 20: Klassifikation der Empfehlungen nach Woolf (1990)

Kat.	Erläuterung
A	Es gibt gute Evidenz zur Unterstützung der Empfehlung, die Untersuchung in einer periodischen Gesundheitsuntersuchung spezifisch zu berücksichtigen.
B	Es gibt gewisse Evidenz zur Unterstützung der Empfehlung, die Untersuchung in einer periodischen Gesundheitsuntersuchung spezifisch zu berücksichtigen.
C	Es gibt schlechte Evidenz zur Frage einer Berücksichtigung oder Nichtberücksichtigung dieser Untersuchung in einer periodischen Gesundheitsuntersuchung, aber Empfehlungen können auf Grund anderer Überlegungen gegeben werden.
D	Es gibt gewisse Evidenz zur Unterstützung der Empfehlung, die Untersuchung von einer periodischen Gesundheitsuntersuchung auszuschliessen.
E	Es gibt gute Evidenz zur Unterstützung der Empfehlung, die Untersuchung von einer periodischen Gesundheitsuntersuchung auszuschliessen.

Während die erwähnte Einteilung eine klare Trennung zwischen den Evidenzgraden und den Empfehlungsgraden aufzeigt, gibt es andere Einteilungen, bei denen diese beiden Aspekte gemeinsam beurteilt werden, so z. B. die Einteilung des Center for Disease Control (CDC) in Atlanta (Tab. 21).

Tabelle 21: Evidenzkategorien und Empfehlung des CDC nach Daschner (1997)

Kategorie	Evidenz und Empfehlung
I A	- nachdrücklich empfohlen für alle Kliniken - aussagefähige experimentelle oder epidemiologische Studien vorhanden
I B	- nachdrücklich empfohlen für alle Kliniken - Experten bzw. Konsensempfehlungen auf der Grundlage logischer Schlussfolgerungen mit deutlichem Hinweis auf Effektivität - entsprechende Studien nicht notwendigerweise vorhanden
II	- empfehlenswert für viele Kliniken - auf der Grundlage klinischer oder epidemiologischer Studien mit Hinweis auf Effektivität, theoretische Überlegungen oder einzelner, nur auf manche Kliniken übertragbarer Studien
keine Empfehlung/-ungelöste Frage	- Massnahmen ohne ausreichenden Hinweis auf Effektivität oder entsprechenden Expertenkonsens

Dies ist nur ein kleiner Einblick in die evidenzbasierte Methode. Zusammenfassend kann gesagt werden, dass es bei der Methode nicht darum geht festzustellen, ob es Evidenz gibt oder nicht, sondern ob mehr oder weniger Evidenz vorliegt und in welcher Qualität die Evidenz beschrieben wird. Die Anwendung der evidenzbasierten Methode, das heisst Verwendung von Literatur und nach Möglichkeit der besten Literatur zu dem Thema, wird vorausgesetzt. Auch wenn heute speziell im Pflegebereich zu bestimmten Themen noch wenig Literatur zu finden ist, gilt es, gewissenhafte Literaturrecherchen und deren Beurteilung vorzunehmen. So formulieren oftmals Expertengruppen die Kriterien von Qualitätsstandards, weil zu wenig praxisorientierte wissenschaftliche Literatur vorhanden ist. Dann gestaltet sich eine Einteilung der Kriterien nach Evidenzgraden äusserst schwierig. Die Mindesanforderung besteht dann darin, dass Literaturquellen seriös zitiert werden, die Entwicklungsmethodik präzise beschrieben wird und die Teilnehmer der Expertengruppen erwähnt werden.

Dieses Vorgehen führt zum Einen zu einer höheren Anerkennung der Qualitätsstandards und Handlungsanweisungen innerhalb und ausserhalb der Fachdisziplinen und zum Anderen zu einer erhöhten Transparenz der im Gesundheitswesen erbrachten Leistungen. Auf diese Art wird die Möglichkeit geschaffen, Methoden und Techniken im Rahmen der Versorgung im Gesundheitswesen zu hinterfragen und zu optimieren.

5.2.2 Begriffe der evidenzbasierten Literatur

Um die Evidenzgrade und die damit verbundenen Begriffe zu verdeutlichen, werden nachfolgend die wichtigsten Begriffe aufgeführt und kurz erläutert.

5.2.2.1 Fallkontrollstudie («case control study»)

Synonyme: retrospektive Studie, fallbezogene Studie.
Fallkontrollstudien werden zunehmend zur Aufklärung von Krankheitsursachen verwendet (Beaglehole et al., 1997). Bei einer Fallkontrollstudie wird von einer Population ausgegangen, die bereits an einer Krankheit oder einer Komplikation leidet, z. B. Patienten mit peripherer Verschlusskrankheit. Diese ausgewählten Personen gelten als so genannte Fälle («cases»). Es handelt sich somit nicht um eine prospektive Beobachtung eines Kollektivs, sondern um ein retrospektives Studiendesign. Diesen Fällen gegenüber steht eine Population (Vergleichsgruppe) die möglichst identische Kriterien aufweist (z. B. bezüglich Geschlecht, Alter, Einnahme von Medikamenten etc.), mit Ausnahme der Erkrankung oder der Komplikation. Die Fallgruppe und die Kontrollgruppe werden bezüglich Ursachen oder Einflüssen auf die Erkrankung miteinander verglichen.

5.2.2.2 Kohortenstudie

Synonyme: Follow-up-Studie, Inzidenz-Studie oder prospektive Studie.
Bei einer Kohortenstudie werden Personen über einen bestimmten Zeitraum beobachtet, um zu sehen, was mit ihnen passiert. Das Ziel einer solchen Studie kann sein, den natürlichen Verlauf einer Erkrankung zu beobachten oder zu untersuchen, ob eine medizinische, therapeutische oder pflegerische Intervention irgendeinen Effekt zeigt. Je nach Fragestellung wird die so genannte Kohorte mit einem Kontrollkollektiv, das genau definiert sein muss, verglichen.

5.2.2.3 Meta-Analyse

Die Begriffe «Meta-Analyse» und «systematische Übersicht» («systematic review») werden teilweise synonym verwendet, so zum Beispiel in der MEDLINE®-Datenbank. Streng genommen versteht man unter einer Meta-Analyse eine Methode, mit der die Resultate mehrerer Studien zu einer bestimmten Fragestellung gesammelt, beurteilt und in einem komplizierten statistischen Verfahren miteinander verglichen bzw. zusammengefügt werden.

5.2.2.4 Randomisierte kontrollierte Studie

Synonym: klinische randomisierte Untersuchung.
Diese Studienform beinhaltet klinische Experimente, in denen neue präventive oder therapeutische Massnahmen getestet werden. So kann zum Beispiel die Entwicklung einer neuen Krankheit oder die Heilung einer entstehenden Krankheit verfolgt werden (Beaglehole et al., 1997). Eine randomisierte, kontrollierte Studie wird durchgeführt mit einer Gruppe von Patienten oder Probanden, die nach dem Zufallsprinzip (randomisiert) in zwei oder mehr Gruppen aufgeteilt wird. Die Gruppe erhält z. B. ein neues Medikament, während die andere Gruppe eine konventionelle Therapie, ein Placebo oder nichts erhält. Im Idealfall weiss weder der Patient noch der Forscher, wer welche Therapie erhält. Diese Studienanordnung wird auch «doppelblind» genannt. Weiss nur der Patient nicht, was er erhält, dann handelt es sich um eine «einfach blinde» Studie.

5.2.2.5 Systematische Übersicht

Synonym: Systematic Review.
Eine systematische Übersicht beinhaltet die kritische Interpretation und Zusammenfassung aller Informationen zu einem bestimmten Thema. Solche Übersichtsarbeiten liefern die sichersten und genauesten Informationen zu einem bestimmten Thema. Für eine möglichst vollständige Erfassung der publizierten Informationen müssen verschiedene Datenbanken beigezogen werden. Die so gefundenen Daten werden kritisch beurteilt, gewertet und anschliessend miteinander verglichen. Diese Massnahmen sind sehr aufwändig. Seit Jahren gibt es eine Arbeitsgruppe aus medizinischen Forschern, Statistikern, Epidemiologen und praktizierenden Ärzten, die Cochrane Collaboration Group. Diese Arbeitsgruppe fertigt systematische Reviews an und publiziert diese im Internet bzw. auf CD-ROM.

5.2.2.6 Übersichtsarbeit

Synonym werden verwendet: Overview Review, narrative Review, classical Review.
Eine Übersichtsarbeit beinhaltet eine Zusammenfassung zu einem bestimmten Thema oder zu einer Fragestellung in kurzer und übersichtlicher Form. Für den Leser besteht die Möglichkeit, sich in kurzer Zeit einen Überblick über ein bestimmtes Thema zu verschaffen. Es kann allerdings sein, dass die Übersichtsarbeit vorwiegend die persönliche Meinung eines Autors widerspiegelt.

5.3 Wissenschaftliche Datenbanken

5.3.1 Literaturdatenbanken

Die grössten Datenbanken auf dem Gebiet der Medizin und der Gesundheitswissenschaften sind im Moment CINAHL®, EMBASE® und Scopus®.

Für eine gewissenhafte Literaturstudie sollten immer mehrere Datenbanken genutzt werden. Viele Datenbanken sind in der Zwischenzeit untereinander oder zu mehreren in einer übergeordneten Datenbank verknüpft. So gehören zur Datenbank Embase beispielsweise Medline, Gerolit und Cancerlit. Die Inhalte der gebräuchlichsten Datenbanken sind in Tabelle 22 aufgeführt.

Tabelle 22: Literaturdatenbanken

Datenbank	CINAHL® Cumulative Index to Nursing an Allied Health Literature
Bestand	1830 Journals (Stand 05/2005)
Themengebiete (Auszüge)	• Alternative Therapien/Biomedizin • Bibliothekressourcen • Case Management • Evidenzbasierte Praxis • Gesundheitsinformatik/Gesundheitsmanagement • Gesundheitswissenschaften • Intensivmedizin/Pflege • Medizinprodukte • Pflege/Pflegewissenschaft • Pharmakologie • Psychiatrie
Hersteller	CINAHL Information Systems
Webadresse	www.cinahl.com

Datenbank	Embase®
Bestand	6500 Journals (Stand 02/2005)
Themengebiete (Auszüge)	• Forensische Wissenschaft • Gesundheitsökonomie/Gesundheitswissenschaften • Medizin • Pflege • Pharmakologie
Hersteller	Elsevier B.V. Amsterdam
Webadresse	www.embase.com

Datenbank	Cancerlit®
Bestand	Inhalte werden nicht mehr erneuert. Literatur ist in Medline/ Pubmed enthalten.

Datenbank	Gerolit®
Bestand	100.000 Artikel aus dem Deutschen Zentrum für Altersfragen
Themengebiete (Auszüge)	• Altenhilfe • Altenarbeit • Altenpolitik • Sozialpolitik und gesundheitliche Versorgung für Ältere • Soziologische und psychologische Gerontologie • Geriatrie und Gerontopsychiatrie • Pflegewissenschaften mit Bezug auf alte Menschen
Hersteller	Deutsches Zentrum für Altersfragen
Webadresse	www.dza.de/gerolit/gerolit.html

Datenbank	Medline®
Bestand	4500 Zeitschriften (Stand 03/2005)
Themengebiete (Auszüge)	• Medizin • Zahnmedizin • Gesundheitswesen • Psychologie • Tiermedizin
Hersteller	National Library of Medicine (NLM), Bethesda/USA
Webadresse	www.medline.de oder www.pubmed.gov

Datenbank	Scopus®
Bestand	14.000 Journals/Titel von 4000 Verlagen (Stand 03/2005)
Themengebiete (Auszüge)	• Gesundheitswissenschaften • Informatik • Management • Medizin • Naturwissenschaften • Ökonomie • Pflegewissenschaften/Sozialwissenschaften • Tiermedizin • Umweltmedizin
Hersteller	Elsevier B.V. Amsterdam
Webadresse	www.scopus.com

Datenbank	Science Direct®
Bestand	2000 Journals, 60. Mio. Abstracts (Stand 02/05)
Themengebiete (Auszüge)	• Agrarwissenschaften • Biochemie • Chemie • Geologie • Gesundheitswissenschaften • Informatik • Management • Mathematik • Mikrobiologie • Molekularbiologie • Neurowissenschaften • Ökonomie • Pharmakologie • Psychologie • Sozialwissenschaften
Hersteller	Elsevier B.V. Amsterdam
Webadresse	www.sciencedirect.com

5.3.2 Die Cochrane Library

Die Cochrane Collaboration ist ein weltweites Netz von Wissenschaftlern und Ärzten, welches zum Ziel hat, systematische Übersichtsarbeiten anhand randomisiert-kontrollierter Studien zur Bewertung von Therapien zu erstellen, aktuell zu halten und zu verbreiten.

Für die Koordination, Organisation und Öffentlichkeitsarbeit sind die weltweit im Aufbau befindlichen Cochrane-Centers zuständig. Diese existieren heute in Adelaide, Amsterdam, Baltimore, Barcelona, Boston, Freiburg, Hamilton, Kapstadt, Kopenhagen, Lyon, Mailand, Oxford, San Antonio, San Francisco und Sao Paulo. Es handelt sich um eine Non-Profit-Organisation, wobei die Mitarbeit freiwillig ist.

Die Cochrane-Datenbank (Tab. 21) von systematischen Reviews (wissenschaftliche Übersichtsartikel) ist auf CD-Rom, als Diskette oder im World Wide Web erhältlich. Weitere Informationen sind im Internet unter http://www.cochrane.ch zu finden.

Tabelle 23: Die Cochrane-Datenbank

Datenbank	Cochrane®
Bestand	3925 Systematische Reviews In den Registern 470`000 Artikel
Themengebiete **(Auszüge)**	- Systematische Reviews der Cochrane-Gruppen (The Cochrane Database of Systematic Reviews (CDSR) - Abstrakte von Reviews zur Effektivität (The Database of Abstracts of Reviews of Effectiveness (DARE) - Cochrane Register der randomisierten kontrollierten Studien (The Cochrane Controlled Trial Register (CCTR) - Health Technology Assessment Datenbank - Ökonomische Evaluation
Hersteller	Cochrane Collaboration
Webadresse	http://www.cochrane.org/reviews/clibintro.htm

Die Nutzung dieser wissenschaftlichen Informationsquellen dient letztlich dazu, dass die rationellen Grundlagen für die Diagnostik, Behandlung, Pflege und Betreuung der Patienten gesucht und gefunden werden. Die Entwicklung dieser rationellen, transparenten Grundlagen ist Bestandteil der Evidence Based Medicine/Practice.

6. Instrumente zur Standardisierung und Optimierung der Qualität

Sie können keine Zielsetzung verwirklichen,
wenn Sie nicht die richtige Methode dazu besitzen.

Edward Deming

Die folgenden Instrumente (Tools) und Arbeitstechniken – auch Kreativitätstechniken genannt – sind Hilfsmittel, deren Einsatz in verschiedenen Phasen der Qualitätsentwicklung hilfreich ist. Sie können alleine oder in Kombination verwendet werden, um Qualitätsprobleme bzw. -themen zu identifizieren, zu analysieren und Lösungen zu entwickeln, zu testen und einzuführen. Abbildung 36 gibt einen ersten Überblick, welche Instrumente sich in welchen Phasen der Qualitätsentwicklung eignen. Die Phasen stimmen mit den Phasen 1 bis 4 des FAKTS-Modells überein.

Tools	Identifizierung von Problemen	Analyse der Probleme	Entwicklung von Lösungen	Testen und Einführen
Datensammlung - Strichlisten - Histogramme	x	x	x	x
Brainstorming	x	x	x	
Brainwriting	x	x	x	
Brainwriting Pool	x	x	x	
Mind Mapping	x	x	x	
Baumdiagramm	x	x	x	
Prioritätenmatrix	x	x	x	
Flowchart	x	x	x	x
Statistik/Daten Darstellung*	x	x	x	x

Abbildung 35: Übersicht der Tools zur Qualitätssicherung. Auf die mit „*" bezeichneten Tools wird nicht näher eingegangen, da hierzu genügend Literatur aus der Statistik vorliegt.

6.1 Instrumente zur Datensammlung

6.1.1 Strichlisten

Die einfachste Form der Datensammlung sind Strichlisten. Hierbei wird ein Form-
blatt verwendet, das mit möglichen Kriterien versehen ist und vom Anwender ausgefüllt wird. Die Strichlisten dienen z. B. der Vorbereitung von Histogrammen.

6.1.2 Histogramme

Histogramme oder Häufigkeitsverteilungen sind in der Regel Säulendiagramme, die
einen Überblick über die Häufigkeit des Auftretens eines Merkmalwertes in einer
Gruppe geben. Die Darstellung geschieht in grafischer Form, ohne weitere Verarbeitung der aus der Strichliste erhaltenen Daten. Entscheidend für ein Histogramm ist
jedoch die Klassenbildung, die – als Grundlage verwendet – eine Interpretation verzerren kann.

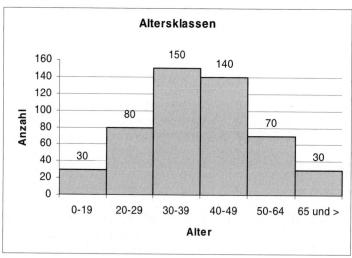

Abbildung 36: Histogramm

6.2 Klassisches Brainstorming und seine Varianten

Brainstorming wurde in den 30er-Jahren des vergangenen Jahrhunderts von Alex Osborn in den USA entwickelt. Er bemerkte, dass bei den von ihm besuchten Konferenzen eine Atmosphäre bestand, bei der Aussagen wie, «ausgeschlossen», «unmöglich» und «nein» vorherrschten. Ideen wurden abgewürgt, bevor sie vollständig beschrieben werden konnten. Dies führte dazu, dass die meisten Teilnehmer, auch sehr Einfallsreiche, sich nicht mehr aktiv beteiligten. Dies behinderte den Entwicklungsprozess, die Problemlösungsverfahren, aber auch das Erreichen von Ergebnissen. Die Methode des Brainstormings ist eine Methode des schöpferischen Denkens. Sie versucht, das Unterbewusstsein zu aktivieren. Diese Methode ist zur Lösung nahezu aller Problemarten einsetzbar. Am besten eignet sich die Technik zur Suche von Problemen oder Ursachen, die nicht zu komplex sind und sich eindeutig beschreiben lassen.

6.2.1 Grundregeln des klassischen Brainstormings

Keine Kritik! In der Phase des Brainstormings wird keine Kritik ausgesprochen. Kritik oder Wertung findet immer erst später statt. In der ersten Phase geht es ausschliesslich um erfolgreiche quantitative Ideenproduktion. Dieser Ideenfluss darf nicht unterbrochen werden. Die Zahl der Ideen oder Begriffe soll möglichst gross sein. Es sollen in diese Phase keine Ideenkiller oder andere blockierenden Aussagen gemacht werden. Dafür ist die Zeit zu kostbar, und sie hemmen den Ideenfluss im Unterbewusstsein der Teilnehmenden (Kniess, 1995). Einige weitere Grundsätze:

- Quantität geht vor Qualität! Es kommt auf die Menge an Begriffen, Problemen bzw. Ideen und nicht auf deren Qualität an. Es ist auch unwichtig, ob sie richtig geschrieben sind. Je grösser die Menge, desto grösser die Chance, dass das «Richtige» dabei ist.
- Freier Lauf der Gedanken! Es ist ein freies Gedankenspiel. Je ungezwungener die Ideen sind, desto besser. Jede Anregung sollte aufgenommen werden. Dabei spielt es keine Rolle, ob derjenige, der die Anregung, Idee, Lösung oder den Begriff bringt, Laie oder Experte ist. Alle werden akzeptiert.
- Aufgreifen und weiterentwickeln! Es ist Teamarbeit. Das Aufgreifen und Weiterentwickeln der Einfälle anderer ist nicht nur erlaubt, sondern in höchstem Masse erwünscht. Das so genannte «Trittbrettfahren», also das Aufspringen auf die Ideen anderer, hat die Wirkung eines Multiplikators und wird in diesem Zusammenhang positiv betrachtet.

6.2.2 Vorgehensweise

Vorbereitungsphase
Idealerweise beträgt die maximale Teilnehmerzahl 15 Personen. Meist wird jedoch mit 5–7 Personen gearbeitet. Je grösser die Unterschiede zwischen den Teilnehmern bezüglich Kenntnissen und Erfahrungen, desto besser. Zu beachten ist hierbei die Wirkung von verschiedenen Hierarchieebenen in der Gruppe! Räumlichkeiten, Zeiten, Materialien usw. sollten vorbereitet sein. Vor- und Nachteile des klassischen Brainstormings zeigt Tabelle 22.

Durchführungsphase
Angefangen wird mit der Vorstellung des Problems oder der Fragestellung. Danach folgt die wirkliche Ideen-, Begriffs- oder Lösungssammlung, die nicht länger als 30 Minuten dauern sollte, weil danach keine neuen Ideen mehr zu erwarten sind. Der Ablauf der Sitzung sollte in entspannter Atmosphäre stattfinden, da das Unterbewusstsein durch Störungen sehr schnell beeinflusst wird und den Ideenfluss hemmt. Wichtig ist, dass alle Ideen, Begriffe usw. für alle sichtbar notiert werden, z. B. auf einem Flipchart. Wenn ein Blatt voll ist, sollte es für alle sichtbar aufgehängt werden, damit die Verbindungen bestehen bleiben.

Auswertungsphase
Jetzt werden alle Ideen bzw. Begriffe durch ein Team oder eine Person geordnet, z. B. in nichtlösbar und lösbar oder in andere Gruppen. Vorteilhaft ist es, den Teilnehmenden das Protokoll der Sitzung am nächsten Tag auszuhändigen, weil das Unterbewusstsein in der Nacht weiter arbeitet und noch mehr Ideen bzw. Begriffe produzieren kann.

Tabelle 24: Vor- und Nachteile des klassischen Brainstormings

Vorteile	Nachteile
- Sinnvolles Kommunikationstraining - Geringer Kostenaufwand - Wirkt anregend und motivierend - Steigert das Selbstbewusstsein - Verbessert die Arbeitsatmosphäre - Wissen mehrerer Personen wird genützt - Grosse Vielfalt - Unnötige Diskussionen werden beim Einhalten der Regeln vermieden. - Kurzfristig durchführbar - Einfach zu erlernen - Überall einsetzbar	- Festhalten an Erfahrungen und Gesetzmässigkeiten hindern am Finden neuer Perspektiven. - Kann zu übersteigerten Phantasien führen. - Es werden kaum aussergewöhnliche Lösungsansätze gefunden. - Dominanz einzelner Personen kann Spannungen verursachen - Ideenselektion ist sehr aufwändig.

6.3 Methode des Brainwritings, 6-3-5-Methode

Unter Brainwriting wird das Gedankenschreiben verstanden. Es ist eine Abwandlung der Brainstorming-Methode und wurde von Bernd Rohrbach (1969) entwickelt. Der Grundgedanke ist, dass Ideen schriftlich zu Papier gebracht werden. In erster Instanz wird keine Kritik geäussert, das heisst, alle Ideen sind willkommen. Die Auswahl wird erst zu einem späteren Zeitpunkt getroffen.

Die Zahlenkombination 6-3-5 stammt von dem ursprünglichen Gedanken, dass 6 Personen jeweils 3 Ideen zu Papier bringen und dann das Papier fünf Mal weitergereicht wird. Heute existieren auch schon verschiedene andere Zahlenkombinationen. Die Methode bietet verschiedene Vorteile gegenüber der klassischen Brainstorming-Methode. In kurzer Zeit kann eine grosse Anzahl von Ideen entstehen. Ideen können aufeinander aufbauen oder bereits differenziert werden. Auch eher zurückhaltende Personen können ihre Ideen zum Ausdruck bringen. Diese Vorgehensweise führt dazu, dass sich die Teilnehmer bereits bei der Ideenfindung mit den Sichtweisen der anderen Teilnehmer auseinander setzen.

6.3.1 Vorgehensweise

- Das Problem, zu dem das Brainwriting stattfindet, wird definiert. Das Problem soll so differenziert wie möglich formuliert werden.
- Alle Teilnehmer erhalten ein Formular und schreiben die Problemstellung, zu der die Ideen bzw. Lösungsvorschläge gesucht werden, auf.
- Die Brainwriting-Regeln werden bekannt gegeben oder niedergeschrieben.
- Quantität vor Qualität – so viele Ideen wie möglich sind erwünscht.
- Kreative und fantasievolle Ideen sind durchaus erwünscht.
- Ideen von Vorgängern können kombiniert oder erweitert werden.
- Die Zeiten für das Brainwriting werden in der Gruppe oder durch den Moderator festgelegt (bei Bedarf Anpassung auch während des Prozesses).
- Jeder Teilnehmer trägt drei Ideen oder Lösungsvorschläge auf dem Formular ein (Abb. 34) und gibt das Blatt nach 2–3 Minuten weiter.
- Jeder Teilnehmer liest nun die Ideen bzw. Lösungsvorschläge seines Vorgängers und ergänzt das Papier um weitere Ideen.
- So wird fünf Mal gewechselt. Pro Blatt sind so also im Idealfall 18 Ideen bzw. Lösungsvorschläge zusammengekommen. Das bedeutet bei sechs Teilnehmern eine Sammlung von 108 Ideen oder Lösungsvorschlägen.
- Ideal ist es, wenn die Formulare nun kopiert werden können und jeder Teilnehmer ein Exemplar erhält.
- Die Vorschläge oder Ideen werden besprochen und diskutiert. Auf Grund knapper Formulierungen können Verständnisfragen auftauchen, die dann geklärt werden.

Um zu entscheiden, welche Ideen bzw. Lösungsvorschläge umgesetzt oder weiterverfolgt werden müssen, ist es hilfreich, wenn vorher Bewertungskriterien festgelegt werden, wie z. B.: Welche Idee passt zu unserem Leitbild? Oder: Welche Idee spricht das Zielpublikum an? Einfacher beurteilt werden kann mit Kriterien wie: Was muss, soll oder kann erfüllt sein? Ein Formularbeispiel zeigt Abbildung 38. Eventuell kann das Formular auch gleich mit einer Spalte für Kommentare versehen werden, die zu einem späteren Zeitpunkt besprochen wird. Diese Methode kann computerunterstützt stattfinden, das heisst, an Stelle einer Sitzung kann mit elektronischer Post gearbeitet werden. Der Vorteil davon ist, dass die Ideen leserlich vorliegen und die Formulierungen meist schon ausgereifter sind (Tab. 25).

Projekt			Datum		
Problem			**Blatt Nr.**		
		Idee 1	**Idee 2**	**Idee 3**	
Teilnehmer 1 (evtl. Name)					
Teilnehmer 2 (evtl. Name)					
Teilnehmer 3 (evtl. Name)					
Teilnehmer 4 (evtl. Name)					
Teilnehmer 5 (evtl. Name)					
Teilnehmer 6 (evtl. Name)					

Abbildung 37: Formularbeispiel für die 6-3-5-Methode

Tabelle 25: Vor- und Nachteile der Brainwriting-Methode

Vorteile	Nachteile
- Grosse Anzahl von Vorschlägen in kurzer Zeit	- Keine Möglichkeit für Rückfragen
- Spannungen und Konflikte sind wegen fehlender Gruppendynamik eingeschränkt.	- Eingeschränkte Kommunikation
	- Kritikäusserungen nicht möglich
- Kein Zwang zur Beteiligung	- Einschränkungen der Assoziationsmöglichkeit bei vorliegendem Blatt
- Dominanz eines Einzelnen kommt des gleichzeitigen Bearbeitens wegen nicht vor.	- Zeitintervall kann Stress auslösen oder führt zu Denkblockaden.
- Moderation ist nicht schwierig.	- Doppelnennungen werden nicht vermieden.
- Auf Grund des Formulierens ist kein Protokoll notwendig.	- Handschrifterkennung ist möglich und kann eine Blockade bilden.
- Besonders geeignet für visuell veranlagte Personen	

6.4 Brainwriting-Pool

Der Brainwriting-Pool ist eine Weiterentwicklung der Brainwriting-Methode und wurde durch Schlicksupp (1977/1989) entwickelt.

6.4.1 Vorgehensweise

Bereits bekannte Lösungsansätze bzw. Ideen werden zu Papier gebracht und liegen auf der Tischmitte aus:

- Jeder Teilnehmer erhält ein Papier, auf dem die Problemstellung formuliert ist, oder analog wird ein Plakat aufgehängt, auf dem die Problemstellung geschrieben steht.
- Jeder Teilnehmer erhält ein Formular, um seine eigenen Ideen einzubringen.
- Wenn der Teilnehmer keine eigenen Ideen mehr hat, kann er aus dem Pool Ideenblätter herausholen und sich dadurch zu weiteren Ideen oder Lösungsansätzen inspirieren lassen.
- Die Formulare werden nicht mit dem Nachbarn getauscht, sondern man gibt sein Blatt in den Pool und nimmt aus dem Pool auch wieder ein Formular heraus.
- Die Zeit, die für die Methode zur Verfügung steht, kann individuell gestaltet werden.
- Die Analyse der Ergebnisse kann nach festgelegten Kriterien, aber auch nach Kreativitätsgrad oder nach der spektakulärsten Idee etc. erfolgen.
- Die Formulare, die verwendet werden, können mit den Formularen der Brainwriting-Methode identisch sein.

Vorteile der Methode
- Die Ideen oder Gedanken der anderen Teilnehmer können bereits bei der Entwicklung der Ideen aufgegriffen werden.
- Jeder Teilnehmer kann seinen eigenen Rhythmus gestalten.

6.5 Mind Map

Die Mind-Map-Methode ist eine Form von kartographischer Darstellung. Sie kann helfen, das Denken zu ordnen und strukturieren. Durch eine «gehirnkonforme» Darstellungsweise soll die Kreativität, aber auch die Erinnerungsfähigkeit erhöht werden. Die Methode wurde von Tony Buzan entwickelt (Brauchlin/Heene, 1995). Damit das Gehirn effizient auf eine Information reagieren kann, muss die Information so strukturiert sein, dass sie möglichst «Funktionskonform» ist. Da das Gehirn primär mit Schlüsselbegriffen in einer verknüpften und integrierten Weise arbeitet, sollten unsere Aufzeichnungen in den meisten Fällen in dieser Struktur und nicht in traditionellen Linien abgefasst sein.

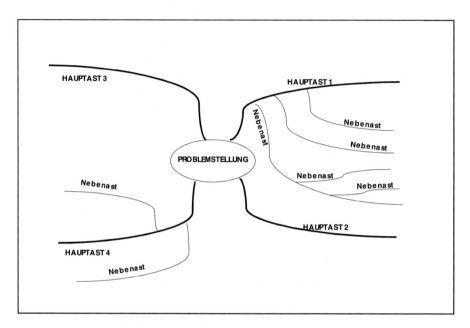

Abbildung 38: Mind-Map-Raster

Einsatzmöglichkeiten der Mind-Map-Methode
* Entscheidungsfindung
* Sammeln/Ordnen von Ideen (eigene und andere)
* fortgeschrittenes Brainstorming.
* Auch eine Präsentationen bzw. ein Referat oder eine Vortragsgestaltung bzw. die Planung von Aktivitäten können so erarbeitet werden.

Vor- und Nachteile der Mind-Map-Methode zeigt Tabelle 26.

6.5.1 Vorgehensweise

Nachfolgend werden die Arbeitsschritte beschrieben, um mit der Mind-Map-Methode Lösungsvorschläge oder Ideen zu sammeln:
* Die Mind-Map-Methode kann eingesetzt werden, indem die Gruppenmitglieder alle um einen Tisch versammelt sind und das zu beschreibende Papier bzw. die Folie in der Tischmitte liegt. Aber es besteht auch die Möglichkeit, die Mind Map direkt an einer Plakatwand oder auf einem Flip-Chart zu entwickeln.

- Für beide Varianten ist es hilfreich, einen Schreiber zu bestimmen. Dieser sollte mit der Mind-Map-Methode bereits vertraut sein.
- In die Mitte eines Papiers bzw. Plakats oder einer Folie wird die Problemstellung geschrieben.
- Nun werden übergeordnete Ideen oder Lösungsvorschläge auf so genannte Hauptäste, d. h. auf Linien, die von der Mitte aus gezogen werden, geschrieben. Die Ideen und Lösungsvorschläge sollen nun durch die Teilnehmer eingebracht werden. Als übergeordnete Regel gilt, dass der Fantasie und Kreativität keine Grenze gesetzt wird. Bei jeder Idee bzw. jedem Lösungsvorschlag wird überlegt, ob diese/r zu einem Hauptast passt oder ob ein neuer Hauptast gezeichnet werden muss.
- Bei Ideen oder Lösungsvorschlägen, die zu dem Aspekt auf dem Hauptast passen, kann dieser in Teiläste unterteilt werden.
- Mit diesem Vorgehen kommt man zu einem Bild von Hauptästen und unterteilten Ästen: einer Ideenlandkarte.
- Diese Ideensammlung kann in einem weiteren Schritt noch etwas strukturiert werden.
- So können zusammengehörige Bereiche mit Pfeilen, mit gleichen Symbolen oder Farben versehen werden. Prioritäten können mit Nummerierungen gekennzeichnet werden. Verantwortlichkeiten bzw. Örtlichkeiten oder Termine können vermerkt werden.
- Je nach Einsatzgebiet der Mind-Map-Methode kann es hilfreich sein, eine vorstrukturierte Mind Map zu benutzen. Darunter versteht man eine Mind Map, bei der die Hauptäste bereits vordefiniert sind.

Tabelle 26: Vor- und Nachteile der Mind-Map-Methode in Anlehnung an Buzan/Buzan (1997)

Vorteile	Nachteile
- Systematische und kreative Suche nach Innovationen bzw. Lösungsvorschlägen	- Begrenzung des Platzangebots, wenn weitere Erkenntnisse bzw. Ideen hinzugefügt werden sollen
- Strukturierung der Ideen schon während der Sammlungsphase	
- Zeitersparnis durch ausschließliches Notieren der relevanten Wörter	
- Konzentration auf wichtige Themen wird verstärkt	
- Bessere Erinnerungsfähigkeit	

6.6   Baumdiagramm

Mit Hilfe eines Baumdiagramms (Abb. 39) können Aufgaben, Prozesse oder Themen in ihre Einzelbestandteile zerlegt werden. Baumdiagramme ermöglichen Verbindungen zwischen verschiedenen Ebenen. Mit Hilfe dieser visuellen Methode kann
eine Gruppe einfache Logik nutzen, um von einer komplexen Situation zu spezifischen und messbaren Komponenten zu gelangen. Bei der Entwicklung von Qualitätsstandards kann ein Baumdiagramm hilfreich für die Vorbereitung der Kriterienfor-
mulierung sein.

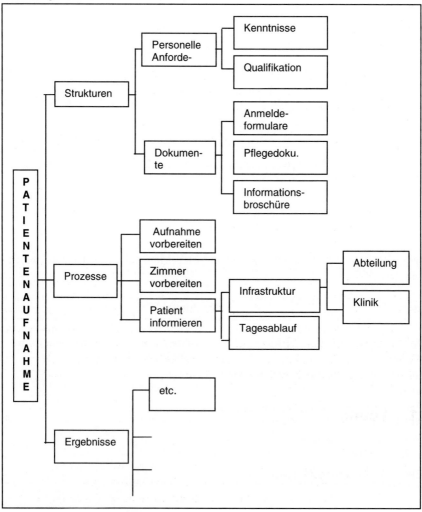

Abbildung 39: Baumdiagramm

6.6.1 Vorgehensweise

- Das zu bearbeitende Thema (z. B. Problem oder Aufgabe) wird bestimmt und in das Kästchen geschrieben.
- Die ersten Ebenen werden bestimmt und die Ideen wiederum in Kästchen geschrieben.
- Ein Baumdiagramm kann von rechts nach links, von links nach rechts oder von oben nach unten laufen.
- Nun werden die Hauptüberschriften noch detaillierter heruntergebrochen und diese wiederum unterteilt, um zur nächsten Stufe zu kommen.
- Zum Schluss wird die Logik der unterteilten Stufen kontrolliert, und die Linien der voneinander abhängigen Kästchen werden gezogen.

Einsatzmöglichkeiten
- Zerlegen von Prozessen in Teilprozesse oder Projekte in Teilprojekte
- Aufzeigen eines Leistungsspektrums
- Entwirren von komplexen Problemen
- Entwicklung von Strategien und Massnahmen auf der Basis einer Zielsetzung
- Suchen nach Lösungsmöglichkeiten für ein bestehendes Problem
- Gestalten von Organisationsstrukturen.

6.7 Priorisierungsinstrumente

Priorisierungsinstrumente werden benötigt, um bestehende Themen bzw. Aspekte zu gewichten oder zu reduzieren. Die am häufigsten verwendeten Priorisierungsinstrumente sind das Voting und die Prioritätenmatrix. Beide Methoden erlauben es, die Meinung Einzelner mit dem Ziel einer Konsensfindung einzubringen. Das Voting ist eine relativ unstrukturierte Methode, bei der die Gruppenmitglieder auf Grund von impliziten oder expliziten Kriterien eine Auswahl treffen. Bei der Prioritätenmatrix handelt es sich um eine strukturierte Vorgehensweise, bei der die Gruppenmitglieder eine Gewichtung mit expliziten Kriterien vornehmen (Massoud et al., 2001).

6.7.1 Voting

Die Voting-Methode wird vor allem angewandt, wenn es klare Auswahlkriterien gibt oder die Zeit sehr knapp ist. Gruppendynamische Prozesse zwischen dominanten und ruhigen Gruppenmitgliedern werden mit dieser Methode ausgeglichen.
Es handelt sich um eine einfache Methode, um Konsens zu bilden oder eine Auswahl zu treffen.

6.7.1.1 Vorgehensweise beim einfachen Voting

Die Strukturierung des Votings kann unterschiedlich gestaltet werden, jedoch ist wichtig, dass jede Einzelperson seine/ihre Stimme einbringen kann.

- Beim einfachen Voting werden alle Varianten aufgeschrieben.
- Jede Person erhält eine Stimme (Abb. 40).
- Alle Stimmen werden gleich gewichtet.

Varianten	Stimme	Total
Variante 1	× × ×	3
Variante 2	× × × × ×	5
Variante 3	×	1
Anzahl Mitglieder		9

Abbildung 40:
Einfaches Voting

6.7.1.2 Vorgehensweise beim mehrfachen Voting

Diese Methode wird angewendet, wenn die Gruppe mehr als eine Variante auswählen möchte oder wenn die Liste so lang ist, dass sie zuerst auf zwei Teile reduziert werden sollte.

- Es werden alle Varianten aufgeschrieben.
- Jede Person erhält mehrere Stimmen, darf jedoch pro Variante nur eine Stimme abgeben (Abb. 41).
- Faustregel, wie viele Stimmen für die Abstimmung erlaubt sind:
    - bis zu 10 Varianten = 2 Stimmen/Person
    - bis zu 20 Varianten = 3 Stimmen/Person
    - bis zu 30 Varianten = 5 Stimmen/Person.
- Alle Stimmen werden gleich gewichtet.

Varianten	Stimme	Total
Variante 1	×	1
Variante 2	× × × × ×	5
Variante 3	× × × × × × ×	7
Variante 4	× × × × × × × ×	8
Variante 5	×	1
Variante 6	× × ×	3
Variante 7	×	1
Variante 8		0
Variante 9	× ×	2
Variante 10		0
Variante 11	× × × ×	5
Anzahl Mitglieder		11

Abbildung 41:
Mehrfaches Voting –
Durchgang 1

Aus diesem Voting werden nun die fünf am höchsten Bewerteten ausgewählt, und das Verfahren wird nochmals angewendet. So kann nun eine klare Auswahl getroffen werden

Varianten	Stimme	Total
Variante 2	x	1
Variante 3	x x x	3
Variante 4	x x x x x	5
Variante 6		
Variante 11	x x	2
Anzahl Mitglieder		11

Abbildung 42: Mehrfaches Voting – Durchgang 2

Vorteil
Bei dieser Vorgehensweise ist die Wahrscheinlichkeit erhöht, dass von allen Teilnehmenden eine Variante in die Endabstimmung übernommen wird.

6.7.1.3 Vorgehensweise beim gewichteten Voting

Diese Methode wird angewendet, wenn es innerhalb einer Gruppe sehr unterschiedliche Vorstellungen darüber gibt, welche Vorgehensweise man wählen soll.
- Es werden alle Varianten aufgeschrieben.
- Jede Person erhält mehrere Stimmen.
- Pro Variante dürfen mehrere Stimmen abgegeben werden.
- Alle Stimmen werden gleich gewichtet.

| Variante | Gruppenmitglieder | | | | | | | | | | Total |
	1	2	3	4	5	6	7	8	9	10	
1											
2	3	2	2	2	2	2	3	3	3	1	23
3	3	2		3	2	3	2	2	2	2	21
4	2	3	8	3	1	2	3	2	2	3	29
5									1	2	3
6	2	1		1	2	1	1	2	1		11
7		2		1		1	1	1	1	1	8
8					3	1				1	5

Abbildung 43: Mehrfaches Voting – Durchgang 2

Mit dieser Methode kann bei Gruppenmitgliedern, die überstimmt werden, der Eindruck entstehen, verloren zu haben. Dies kann das Miteinander in der Gruppe schädigen. Um diesen Entwicklungen entgegenzuwirken, sollten Gruppenbildungsübungen stattfinden.

6.7.2   Prioritätenmatrix

Bei den vorher beschriebenen Voting-Methoden trifft jede Person eine Entscheidung auf Grund seiner/ihrer eigenen Beurteilung. Entscheidungen werden aber meistens auf Grund von verschiedenen Beurteilungskriterien getroffen. Wenn es jedoch notwendig ist, dass Varianten mit den gleichen Beurteilungskriterien beurteilt werden, kommt die Prioritätenmatrix zum Einsatz. Hierbei werden also zuerst die Beurteilungskriterien durch die Gruppe explizit festgelegt und bewertet. Die Prioritätenmatrix eignet sich daher für komplexe oder multiple Beurteilungen. Sicherheit, Zufriedenheit, Anwendbarkeit und Kosten sind mögliche Ausprägungen eines Beurteilungskriteriums.

6.7.2.1 Vorgehensweise

Folgende Vorgehensweise wird angewendet:

1. Varianten in einer Liste aufschreiben.
2. Beurteilungskriterien mittels Brainstorming sammeln und durch einfaches Voting gewichten. Ziel des Votings ist die Reduktion auf vier Beurteilungskriterien. Wichtig: Alle Teilnehmer verstehen dasselbe unter den Beurteilungskriterien.
3. Die Beurteilungskriterien werden in eine Matrix eingeschrieben (Zeilen und Spalten).

1		1		
Beurteilungskriterien	1	2	3	4
2				
3				
4				

4. Die Beurteilungskriterien werden nun paarweise miteinander verglichen, z. B. Kriterium 1 zu Kriterium 2. Ist Kriterium 1 (Zeile) im Vergleich mit Kriterium 2 (Spalte) wichtiger oder höher bewertet, dann setzt man in die Zeile eine 1. Parallel dazu muss dann in der Spalte eine 0 dafür erscheinen, dass Kriterium 2 (Zeile) unwichtiger als Kriterium 1 ist.

Beurteilungskriterien	1	2	3	4
1		1		
2	0			
3				
4				

5. Komplett ausgefüllt sieht die Matrix folgendermassen aus, und innerhalb der Zeile wird das Total berechnet:

Beurteilungskriterien	1	2	3	4	Total	Gewichtung
1	▓	1	0	0	1	x 1
2	0	▓	0	0	0	entfällt
3	1	1	▓	1	3	x 3
4	1	1	0	▓	2	x 2

6. Als nächster Schritt werden nun die Varianten mit den Kriterien beurteilt. Es bleiben nur noch die Beurteilungskriterien 1, 3 und 4 übrig.

	Varianten			
Beurteilungskriterien	1	2	3	4
1				
3				
4				

7. Nun wird eine Bewertungsskala festgelegt. Die Anzahl der Bewertungen (Ausprägung) wird individuell festgelegt und orientiert sich an den Beurteilungskriterien. So kann eine Ausprägung aussehen:
   - Trifft zu = 2 Punkte
   - Trifft teilweise zu = 1 Punkte
   - Trifft gar nicht zu = 0 Punkte.
   Beurteilungskriterium 1 (Sicherheit) beispielsweise trifft bei Variante 1 teilweise und bei Variante 4 gar nicht zu. Die Matrix der Gruppe sieht folgendermassen aus:

n = 10		Varianten							
Beurteilungskriterien	Gewichtung	1		2		3		4	
1	x 1	12	12	12	12	8	8	4	4
3	x 3	7	21	13	39	15	45	9	27
4	x 2	2	4	11	22	5	10	7	14
Total			37		73		63		45

Abbildung 44: Prioritätenmatrix

8. Somit ist Variante 2 an erster Position und wird im Prozess weiterverfolgt.

Vorteile

Dieser Ansatz der Priorisierung eignet sich für die Auswahl von Lösungsvarianten, da hierbei verschiedene Einflussfaktoren im Sinne der Beurteilungskriterien schon berücksichtig werden.

6.8   Flowchart (Flussdiagramm)

Ein Flowchart ist eine grafische Darstellung der logischen Schritte eines Problems, oder eines Prozesses. Es handelt sich um einen Programmablaufplan, eine normierte schematische Darstellung, bei dem mittels standardisierter Zeichnungselemente Funktionen und Abläufe dargestellt werden. Flowcharts sind geeignet, um die Reihenfolge der Arbeiten genau darzustellen. Sie werden anhand des Detaillierungsgrades unterteilt in globale oder detaillierte Flowcharts.

6.8.1   Vorgehensweise

Folgende Arbeitsschritte gehören zur Erstellung eines Flowcharts:
- Ziel und Format des Flowcharts festlegen
- Start und Endpunkte des Flowcharts festlegen
- die Elemente des Flowcharts festlegen
- Verantwortlichkeiten für die einzelnen Schritte im Flowchart festhalten
- Symbole definieren – gleiche Symbole stehen für gleiche Aktivität.
- In Abbildung 45 werden die häufigsten Symbole beschrieben.

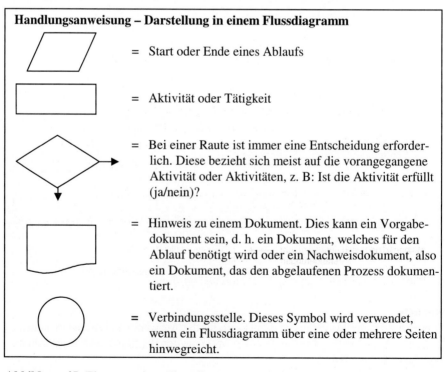

Handlungsanweisung – Darstellung in einem Flussdiagramm

= Start oder Ende eines Ablaufs

= Aktivität oder Tätigkeit

= Bei einer Raute ist immer eine Entscheidung erforderlich. Diese bezieht sich meist auf die vorangegangene Aktivität oder Aktivitäten, z. B: Ist die Aktivität erfüllt (ja/nein)?

= Hinweis zu einem Dokument. Dies kann ein Vorgabedokument sein, d. h. ein Dokument, welches für den Ablauf benötigt wird oder ein Nachweisdokument, also ein Dokument, das den abgelaufenen Prozess dokumentiert.

= Verbindungsstelle. Dieses Symbol wird verwendet, wenn ein Flussdiagramm über eine oder mehrere Seiten hinwegreicht.

Abbildung 45: Elemente eines Flussdiagramms

6.9 Kräftefeldanalyse

Mit der Kräftefeldanalyse werden im Rahmen von Projekten in der Planungsphase die Kräfte untersucht, die der Zielerreichung eines Projektes dienlich (Pro-Kräfte) oder hinderlich (Kontra-Kräfte) sind. Das Ziel einer solchen Analyse ist das Herausfinden von fördernden und hindernden Bedingungen, indem diese einander gegenüber gestellt werden.

6.9.1 Vorgehensweise

Um die positiven und negativen Seiten von Veränderungsprozessen zu dokumentieren werden folgende Schritte durchlaufen:

- Auf ein grosses Papier (Flipchart) wird ein grosses T gezeichnet.
- Das Thema wird auf die die waagerechte Linie geschrieben.
- Recht oben auf dem Papier wird der Idealzustand, der erreicht werden soll, aufgeschrieben.
- Nun werden auf die fördernden Kräfte durch Brainstorming herausgefunden und auf der linken Seite des Papiers dokumentiert.
- Und die hindernden Kräfte werden auf der rechten Seite notiert.
- Die positiven Kräfte werden mit Prioritäten versehen oder die hindernden Kräfte werden gekennzeichnet, die, wenn man sie weglassen könnte, einen grössten Schub in Richtung Idealzustand bewirken würden (Abb. 46).

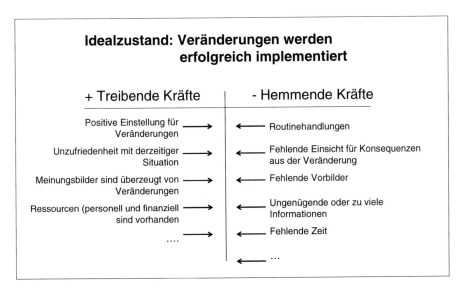

Abbildung 46: Kräftefeldanalyse

7.   Anhang

7.1   Qualitätsstandard «Pflegedokumentation»

Dieser Standard wurde 2003 im Rahmen des Master-Studiengangs Nursing Science Aarau/Maastricht von S. Hahn und V. Geng entwickelt.

7.1.1   Begründung der Themenwahl

Die Pflegedokumentation wird als integraler Bestandteil ganzheitlich-fördernder Prozesspflege verstanden (von Kroge, 2002). Es handelt sich dabei um eine systematische, zielorientierte Methode, um problemlösende Strategien entwickeln zu können. Der Pflegeprozess stellt die Grundlage für professionelle und individuelle Pflege dar.

Folgende Grundannahmen bilden die Basis dieser Arbeit:
Eine gut geführte Pflegedokumentation
- erhöht die Wirksamkeit und die Kontinuität der Pflege
- kann als Bewertungsmassstab für die erteilte Pflege dienen
- kann zur Überprüfung der gegenwärtigen Pflegeleistung herangezogen werden (von Kroge, 2002)
- erleichtert und vereinheitlicht die Kommunikation zwischen Pflegenden untereinander, im interdisziplinären Bereich sowie zwischen Pflegepersonen und Patienten
- spiegelt die professionelle Patientenbetreuung wider
- liefert Daten für die Pflegeentwicklung und -forschung.

Die Frage, welche Kriterien eine gut geführte Pflegedokumentation enthalten muss, hat die Autoren bewogen, diesen Qualitätsstandard zur Pflegedokumentation zu erarbeiten. Der Schwerpunkt liegt dabei auf den Fragen: Welche Informationen werden dokumentiert? Werden vorgegebene Dokumentationsregeln eingehalten, das heißt, findet die Dokumentation korrekt statt? Abgegrenzt wurden die inhaltlichen Fragen, denen eine starke Prozessorientierung der Pflege zu Grunde liegt und welche die Qualität der Umsetzung des Pflegeprozesses betreffen. Diese Fragen können durch die Evaluation der Qualität der Dokumentation allein nicht evaluiert werden. Dies müsste in einem zweiten Schritt mit einer Überprüfung der Pflege geschehen.

Ausgangslage
Struktur der Pflegestation, für die der Pflegestandard entwickelt wird:
- Allgemeine Pflegestation
- Medizinische Abteilung
- 28 Betten
- Dipl. Pflegefachfrauen/-männer, Lernende in verschiedenen Ausbildungsphasen und Pflegeassistenten.

Bedingungen für die Pflege:
- Pflege wird nach dem Bezugspflegesystem durchgeführt. Bezugpflegepersonen sind die dipl. Pflegefachfrauen/-männer.
- Der Pflegeprozess dient als Grundlage für die kontinuierliche Pflege.
- Die geplante und durchgeführte Pflege wird in standardisierten Formularen in einem Pflegedokumentationssystem festgehalten.
- Das Pflegedokumentationssystem ist entsprechend den Aktivitäten des täglichen Lebens nach Juchli gegliedert, und die einzelnen Schritte des Pflegeprozesses sind darin wiederzufinden.
- Die Leistungserfassung in der Pflege wird mit dem LEP-System® durchgeführt.

7.1.2   Begriffsdefinitionen

Qualität
- Qualität ist das Ausmass der Übereinstimmung zwischen der Gesamtheit von Eigenschaften und Merkmalen eines Produktes oder einer Dienstleistung, und der Erfüllung festgelegter oder vorausgesetzter Erfordernisse, die durch den Anwender definiert werden (Niederländischer Rat für die Zertifizierung, 1980, in: Baartmans/Geng, 2000).

Qualitätsstandard
- Ein allgemein zu erreichendes Leistungsniveau, welches durch eines oder mehrere Kriterien umschrieben wird (WHO, Normen der Krankenpflege, 1987, in: SBK Qualitätsnormen zur Ausübung der Gesundheits- und Krankenpflege, 1990)
- Standards sind massgebende Aussagen, welche mit den Werten der Berufsgruppe übereinstimmen und das Niveau oder die Leistungen beschreiben, mit denen die Dienstleistung beurteilt werden kann (American Nursing Association, in: Baartmans/Geng, 2000).

In dieser Arbeit wird konsequent vom Qualitätsstandard gesprochen, um klar aufzuzeigen, dass es sich um ein Qualitätsinstrument und nicht um einen Pflegestandard im Sinne von Handlungsanweisungen oder Arbeitsablaufbeschreibungen handelt

Qualitätskriterien
- Kriterien sind die Grundelemente, welche es erlauben, den Pflegestandard inhaltlich zu umschreiben. Deshalb müssen sie realistisch und messbar sein. Es sind Indikatoren, welche die Pflegequalität präzisieren (SBK, Qualitätsnormen zur Ausübung der Gesundheits-und Krankenpflege, 1990)
- Anhand der Kriterien wird entschieden, ob ein Standard erfüllt wird oder nicht (Baartmans/Geng, 2000).

Die Kriterien werden gemäß Donabedian nach Struktur-, Prozess- und Ergebniskriterien unterteilt. Sie werden nach der RUMBA-Regel formuliert:

- Strukturkriterien beschreiben die für den Prozess notwendigen äusseren Bedingungen.
- Prozesskriterien beschreiben die Abmachungen, welche sich auf Handlungen und Ausführungen beziehen.
- Ergebniskriterien beschreiben das körperliche, soziale und psychische Wohlbefinden oder den Gesundheitszustand des Patienten. Da sich die Definition der Ergebniskriterien in Bezug auf Pflegedokumenation nicht umsetzen lässt, übernehmen wir folgende Definition von Baartmans und Geng (2000): «Ergebniskriterien beschreiben das erwünschte Ergebnis, welches zu erwarten ist, wenn die beschriebenen Strukturen vorhanden und Prozesse damit ausgeführt werden.»

Messinstrument
Das Messinstrument wird in dieser Arbeit als Bestandteil des Qualitätsstandards betrachtet.

Qualitätsniveau
Das Qualitätsniveau beschreibt zum Einen die maximal erreichbare Qualität (Sollzustand) und zum Anderen die erhobene Qualität (Istzustand). Auf Grund oben erwähnter Qualitätsdefinition wird der Soll-Zustand durch die Anwender definiert. Das heißt: Der Sollzustand kann auf Grund von wissenschaftlichen Erkenntnissen, Praxis- und Expertenerkenntnissen und den Qualitätsansprüchen der jeweiligen Institution formuliert werden.

Niveau des vorliegenden Qualitätsstandards/Bestimmung des Niveaus
Das angestrebte Qualitätsniveau wird mit den einzelnen Kriterien in Form des Sollzustands beschrieben. Mittels Fragen zu den einzelnen Kriterien wird der Istzustand erhoben. Im Rahmen der Soll-Ist-Analyse muss dann für jedes Kriterium im Einzelnen definiert sein, welches Niveau erreicht werden muss. Es gibt Kriterien, die ohne Wenn und Aber zu 100 % erfüllt sein müssen, z. B. Medikamenteneintragungen. Bei anderen Kriterien kann durchaus der Fall eintreten, dass der Istzustand bei 70 % des erwarteten Sollzustands liegt, aber die Erklärungen, welche dazu gegeben werden müssen, erläutern die fehlenden 30 % sehr gut. Idealerweise findet diese Analyse statt, indem Experten mit Pflegepersonen und dem Management die Ergebnisse der Ist-Zustandserhebung diskutieren.

7.1.3 Ziel und Begründung zum Qualitätsstandard «Pflegedokumentation»

Ziel des Standards

Mt den in diesem Qualitätsstandard festgelegten Qualitätskriterien (Sollzustand) und dem dazugehörigen Messinstrument (Erhebung Istzustand) kann eine Aussage über das Qualitätsniveau der Pflegedokumentation auf einer Pflegeabteilung der inneren Medizin im Krankenhaus XY getroffen werden.

Begründung des Qualitätsstandards

Neben den bereits oben erwähnten Begründungen der Themenauswahl sind folgende Argumentationen für die Bearbeitung des Qualitätsstandards «Pflegedokumentation» relevant.

Professionelle Begründung: Erhöht die Wirksamkeit und die Kontinuität der Pflege, vereinheitlicht die Kommunikation zwischen Pflegenden untereinander, im interdisziplinären Bereich sowie zwischen Pflegepersonen und Patienten (von Kroge, 2002; Klapper/Lecher et al., 2001).

Der Haupteffekt der Pflegedokumentation liegt in der praktischen Pflege in der Informationsvermittlung in allen Bereichen. Jede Pflegende kann sich anhand der Dokumentation einen Überblick über die bisherigen, gegenwärtigen sowie zukünftigen Pflegeleistungen und -erfordernisse verschaffen. Zu beachten ist, dass es sich hier um eine Einwegkommunikation handelt, die einen Gedankenaustausch oder eine Rücksprache nur indirekt ermöglicht (Arets, 1999). Indem nachvollziehbar wird, welche Aktivitäten mit welchem Ziel durchgeführt wurden, kann die Kontinuität der Pflege auch bei Personalwechsel aufgezeigt werden. Dies erhöht die Wirksamkeit der Pflege.

Professionelle Begründung: Kann als Bewertungsmassstab für die erteilte Pflege dienen und zur Überprüfung der gegenwärtigen Pflegeleistung herangezogen werden (von Kroge, 2002)

Die Rechtsprechung zeigt auf, dass pflegerische Leistungen nur dann als «erbracht» gelten, wenn sie auch dokumentiert sind (di Flumeri et al., 1996). Daneben kann eine Leistungserfassung nur erfolgen, wenn erbrachte Leistungen vollständig und verständlich dokumentiert sind. Zudem ermöglicht eine nachvollziehbare Dokumentation die Reflektion der erbrachten Leistung und die Einschätzung ihrer Wirkung und kann Daten für die Pflegeentwicklung und -forschung liefern.

Rechtliche Begründung: Artikel 58 des Krankenversicherungsgesetzes (KVG, 1995)

«Der Bundesrat kann nach Anhören der interessierten Organisationen systematische wissenschaftliche Kontrollen zur Sicherung der Qualität oder des **zweckmässigen**

Einsatzes der von der obligatorischen Krankenpflegeversicherung übernommen Leistungen vorsehen.»

Im Artikel 77 der Verordnung zum KVG Absatz 2 steht folgender Text: «Das BSV kann über die Durchführung der Qualitätssicherung eine Berichterstattung verlangen.»

Die Pflegedokumentation ist ein grundlegendes Instrument, um die Leistungserbringung, den Nachweis der Leistung, sowie den kontinuierlichen Pflegeprozess aufzuzeigen und somit den oben erwähnten rechtlichen Anforderungen gerechtzuwerden.

Professionelle Begründung: Qualitätsnormen zur Ausübung der Gesundheits- und Krankenpflege (SBK, Qualitätsnormen zur Ausübung der Gesundheits- und Krankenpflege, 1990)

In den Qualitätsnormen des Schweizerischen Berufsverbandes für Krankenschwestern und -pfleger (SBK), werden im Standard Pflege in den nachfolgenden Statements explizite Aussagen zur Pflegedokumentation gemacht. Da der SBK der grösste Berufsverband in der Schweiz ist, können diese Aussagen mit einer gewissen Verbindlichkeit betrachtet werden. Die nachfolgenden Statements wurden ausgewählt, da sie die Schritte des Pflegeprozesses abbilden und dieser wiederum als Grundlage für den Qualitätsstandard «Pflegedokumentation» dient (s. Abschnitt «Ausgangslage»).

1.3: Die Pflegeperson erstellt eine schriftliche Dokumentation von der Übernahme des Patienten/Klienten bis zum Abschluss der Pflege.

1.4: Die Pflegeperson stellt bei Beginn der Pflege systematisch die Bedürfnisse, Einschränkungen und Möglichkeiten (Ressourcen) des Patienten/Klienten fest (Pflegeanamnese). Sie wertet die dabei gewonnenen Daten laufend aus, ergänzt sie und zieht sie in die Pflegeplanung mit ein.

1.5: Die Pflegeperson stellt mit dem Patienten/Klienten und/oder seinen Bezugspersonen Pflegeziele auf. Sie berücksichtigt dabei die gesammelten Daten sowie die verordneten diagnostisch-therapeutischen Massnahmen. Die Ziele sind realistisch und messbar.

1.6: Die Pflegeperson legt unter Einbezug der Betroffenen die Pflegemassnahmen fest. Diese ergeben sich aus den Pflegezielen, den ärztlichen Verordnungen sowie aus sämtlichen Faktoren physiologischer, psychosozialer und umgebungsbedingter Art.

1.8: Die Pflegeperson stellt sicher, dass alle Beobachtungen über den Zustand des Patienten/Klienten und das Resultat der Pflege dokumentiert und weitergeleitet werden.

1.9: Die Pflegeperson beurteilt unter Einbezug der Beteiligten, inwieweit die Pflegeziele erreicht worden sind, und passt den Pflegeplan entsprechend den erhaltenen Daten an.

7.1.4   Literatur

Anmerkung zur Literatur

Es wurde nur wenig deutschsprachige Literatur zur Anforderung an eine gute Pflegedokumentation gefunden. Aus zwei existierenden Qualitätsstandards (Di Flumeri 1996; Geng, 2002) wurden verschiedene Aspekte zur Überprüfung der Pflegedokumentation übernommen, erweitert oder abgeändert. Die nachfolgende Literatur wird auch bei den Qualitätskriterien zitiert.

- Arets, J. (1999): Professionelle Pflege – theoretische und praktische Grundlagen. 3. Aufl., Eicanos im Verlag Hans Huber, Bern

- Baartmans, P. C. M.; Geng, V. (2000): Qualität nach Mass, Entwicklung von Qualitätsstandards im Gesundheitswesen. Verlag Hans Huber, Bern

- Di Flumeri, L.; Hochuli, K.; Hunziker, M.; Huwiler, E.; Kodlinsky, C.; Stierli, S.; Schaub, S.; Weber, M.; Heering C. (1996): Pflegedokumentationen entsprechen nicht den Anforderungen
  www.pflegenet.com/wissen/facharbeiten/qpdhube.html

- Doenges, E. M.; Moorhouse, M. F. (1995): Pflegediagnosen und Massnahmen. 2. Aufl., Verlag Hans Huber, Bern

- Gottschalk, J. (1999): «Pat. geht es gut» oder was steht sonst noch in Pflegeberichten? Diplomarbeit, WE'G, Aarau

- Käppeli, S.; Knoepfel-Christoffel, A.; Anderegg-Tschudin, H. (1998): Qualitäts-Management am Beispiel der Pflegediagnostik: vom Wissen zum Handeln – Projekthandbuch für Verantwortliche im Pflegedienst. Direktion des Gesundheitswesens des Kantons, Zürich

- Klapper, B.; Lecher, S.; Schaeffer, D.; Koch, U. (2001): Patientendokumentation. Sicherung interprofessioneller Kommunikation im Krankenhaus. Pflege 14; 387–393

- Lingen, B. van; Hollands, L.; Bergen, B.; Lemmen T.; Visser G. (1990): Kwaliteit van verpleegkundige zorg in verpleeghuizen, een meetinstrument. De Tijdstrom, Lochem

- Schweizer Berufsverband der Krankenschwestern und Krankenpfleger (1990): Qualitätsnormen zur Ausübung der Gesundheits- und Krankenpflege, Bern

- Von Kroge, S. (2002): www.home.t-online.de/s.vonkroge/aedl5htm

7.1.5 Kriterien des Qualitätsstandards «Pflegedokumentation»

	Strukturkriterien	Prozesskriterien	Ergebniskriterien
1	Vorhanden ist ein standardisiertes Pflegedokumentationssystem mit folgenden Formblättern: - Patientenstammblatt - Anamneseblatt - Formblatt für die Dokumentation der Pflegeplanung mit folgender Unterteilung: o Pflegeproblem o Ressourcen o Ziele o Pflegemassnahmen o Evaluation - Pflegekurve - Pflegebericht - ärztliches Verordnungsblatt - LEP-Erfassungsdokument	Die Pflegeperson stellt für jeden Patienten der Abteilung das Pflegedokumentationssystem gemäß den Strukturkriterien zusammen.	Für jeden Patienten existiert ein standardisiertes Pflegedokumentationssystem gemäß den Strukturkriterien.
2	Vorhanden ist eine Handlungsanweisung zum Führen der Pflegedokumentation mit folgenden Inhalten:	Die Pflegeperson kennt die Handlungsanweisung zum Führen der Pflegedokumentation.	Pflegedokumentation ist gemäß der Handlungsanweisung geführt.
2.1	- Jedes Blatt des Pflegedokumentationssystems wird vollständig beschriftet d. h. Name, Vorname und Geburtsdatum des Patienten und Blattnummer sowie aktuelles Datum (Arets, 1999)	- Die Pflegeperson beschriftet jedes Blatt des Pflegedokumentationssystems mit Name, Vorname, Geburtsdatum des Patienten und Blattnummer sowie aktuellem Datum.	- Jedes Blatt der Pflegedokumentation ist vollständig beschriftet d. h. Name, Vorname, Geburtsdatum des Patienten, Blattnummer sowie aktuelles Datum.

	Strukturkriterien	Prozesskriterien	Ergebniskriterien
2.2	- Das Patientenstammblatt wird in 3 h komplett ausgefüllt (das heißt, in jedem Feld steht eine Angabe).	- Die Pflegeperson füllt das Patientenstammblatt in 3 h komplett aus (das heißt, in jedem Feld steht eine Angabe).	- Das Patientenstammblatt ist innerhalb von 3 h komplett ausgefüllt.
2.3	- Das Anamneseblatt dient als Grundlage für das Anamnesegespräch. - Das Anamnesegespräch wird innerhalb von 24 h durchgeführt und auf dem standardisierten Anamneseblatt dokumentiert. - Das Anamnesegespräch und die Dokumentation erfolgen durch die zugeteilte Bezugspflegeperson.	- Die Bezugspflegeperson dokumentiert das Anamnesegespräch mit dem Patienten innerhalb von 24 h im Anamneseblatt.	- Das Anamnesegespräch wurde innerhalb der gesetzten Frist durch die Bezugsperson dokumentiert.
2.4	- Die Pflegeplanung ist 72 h nach Eintritt dokumentiert. - Die Pflegeplanung wird gemeinsam mit dem Patienten vorgenommen. - Die Pflegeplanung umfasst die 5 Schritte des Pflegeprozesses (Arets, 1999). - Die Pflegeplanung orientiert sich am Pflegeproblem. Ist ein Pflegeproblem formuliert, müssen bei allen 5 Schritten Angaben vorhanden sein (Arets, 1999; Doenges, 1995).	- Die Bezugspflegeperson führt die Pflegeplanung gemeinsam mit dem Patienten innerhalb von 72 h nach dem Eintritt durch und dokumentiert dies im Formblatt Pflegeplanung. - Die Bezugspflegeperson kennt die 5 Schritte des Pflegeprozesses. - Die Bezugspflegeperson formuliert zu jedem Pflegeproblem die weiteren Schritte des Pflegeprozesses und dokumentiert diese.	- Die Bezugspflegeperson hat die Pflegeplanung gemeinsam mit dem Patienten innerhalb von 72 h nach Eintritt durchgeführt und dies im Formblatt Pflegeplanung dokumentiert. - Die Pflegeplanung ist in den 5 Schritten des Pflegeprozess dokumentiert. - Wenn ein Problem formuliert wurde, wurden auch alle weiteren Schritte des Pflegeprozess dokumentiert.

- Das Pflegeproblem wird nach dem PES-Format (d. h. Problem, Etiology und Symptom) beschrieben (Käppeli et. al., 1998).	- Die Bezugspflegeperson formuliert Pflegeprobleme anhand des PES-Formats.	- Alle dokumentierten Pflegeprobleme sind nach dem PES-Format formuliert.
- Das Pflegeziel ist nach der RUMBA-Regel (Arets, 1999; Baartmans/Geng 2000) formuliert.	- Die Bezugspflegeperson formuliert Ziele anhand der RUMBA-Regel.	- Alle dokumentierten Ziele sind nach der RUMBA-Regel formuliert.
- Für jedes formulierte Ziel wird ein Evaluationstermin festgesetzt	- Die Bezugspflegeperson legt den Evaluationstermin für jedes formulierte Ziel fest und dokumentiert den Termin.	- Für jedes formulierte Ziel wird ein dazugehöriger Evaluationstermin dokumentiert.
- Die durchgeführte Evaluation ist in der Pflegedokumentation festgehalten.	- Die Bezugspflegeperson dokumentiert die durchgeführte Evaluation in der Pflegedokumentation.	- Die Ergebnisse der Evaluation sind in der Pflegedokumentation dokumentiert.
- Die Durchführung der festgesetzten Pflegemassnahmen wird täglich dokumentiert (Abhaken) (Arets, 1999).	- Die Pflegeperson dokumentiert die Durchführung der Pflegemassnahmen täglich.	- Die festgesetzten Pflegemassnahmen, welche durchgeführt wurden, werden täglich dokumentiert.
- Die festgesetzten Pflegemassnahmen werden im LEP-Erfassungsdokument notiert (Doppelspurigkeit im Moment nicht zu verändern).	- Die Pflegeperson dokumentiert die durchgeführten Pflegemassnahmen im LEP-Erfassungsformular.	- Im LEP-Erfassungsformular sind alle durchgeführten Pflegemassnahmen dokumentiert. Diese Dokumentation stimmt mit der Dokumentation im Pflegedokumenationssystem überein.

2.5	- In der Pflegekurve werden die ärztlich verordneten Vitalzeichenkontrollen dokumentiert. - Die ärztlich verordneten Medikamente werden korrekt in die Pflegekurve übertragen d. h. Medikamentenname, Dosierung, Verabreichungsform und Häufigkeit (Arets, 1999).	- Die Pflegeperson dokumentiert die durchgeführten Vitalzeichenkontrollen in der Pflegekurve. - Die Pflegeperson überträgt die ärztlich verordneten Medikamente korrekt in die Pflegekurve.	- Die Vitalzeichen, die erhoben wurden, sind gemäß den ärztlichen Verordnungen im der Pflegekurve dokumentiert. - Die Pflegekurve enthält korrekte Einträge der verordneten Medikamente. - Die Medikamte in der Pflegekurve stimmen mit den Verordnungen des Arztes überein.
2.6	- Im Pflegebericht werden physische, psychische oder soziale Veränderungen des Patienten dokumentiert (Arets, 1999; Gottschalk, 1999). - Die Dokumentation im Pflegebericht findet nach folgendem Farbcode statt: - blau – Tagschicht - grün – Spätschicht - rot – Nachtschicht (Gottschalk 1999). - Jeder Eintrag im Pflegebericht ist mit Namenskürzel, Datum und Uhrzeit versehen	- Die Pflegeperson dokumentiert im Pflegebericht die physischen, psychischen oder sozialen Veränderungen des Patienten. - Die Pflegeperson dokumentiert im Pflegebericht gemäß dem definierten Farbcode. - Die Pflegeperson versieht ihre Einträge mit Namenskürzel, Datum und Uhrzeit.	- Physische, psychische oder soziale Veränderungen des Patienten sind im Pflegebericht dokumentiert. - Im Pflegebericht sind die Eintragungen gemäß dem Farbcode dokumentiert.
3	Es existiert eine Liste mit den Namenskürzeln jeder Pflegeperson.	- Die Pflegeperson kennt die Liste mit den Namenskürzeln und wendet den korrekten Namenskürzel an.	Es existiert eine Liste mit den Namenskürzeln jeder Pflegeperson.

4	Vorhanden ist eine Liste mit standardisierten Abkürzungen, die in der Pflegedokumentation verwendet werden dürfen.	- Die Pflegeperson kennt die Liste mit den Standardisierten Abkürzungen, welche in der Pflegedokumentation verwendet werden dürfen. - Die Pflegeperson verwendet nur die Abkürzungen, welche in der Liste der standardisierten Abkürzungen aufgeführt sind.	Vorhanden ist eine Liste mit standardisierten Abkürzungen, welche in der Pflegedokumentation verwendet werden dürfen.
5	Vorhanden ist eine Regelung, wie Korrekturen im Pflegedokumentationssystem vorzunehmen sind: - Es darf kein Tipp-Ex® verwendet werden. - Zu korrigierende Textstellen dürfen nicht überklebt werden. - Zu korrigierende Textstellen dürfen nicht unleserlich gemacht werden (Di Flumeri et al., 1996).	- Die Pflegeperson führt Korrekturen im Pflegedokumentationssystem gemäß der Regelung durch.	Vorhanden ist eine Regelung, wie Korrekturen im Pflegedokumentationssystem vorzunehmen sind: - Es darf kein Tipp-Ex® verwendet werden. - Zu korrigierende Textstellen dürfen nicht überklebt werden. - Zu korrigierende Textstellen dürfen nicht unleserlich gemacht werden (Di Flumeri et al., 1996).
6	- Vorhanden ist eine dipl. Pflegeperson, welche bei Eintritt des Patienten definiert ist.	- In der Pflegedokumentation steht vermerkt, wer die zuständige Bezugsperson ist. - Die Pflegeperson informiert den Patienten, wer führ ihn die Bezugsperson ist.	- Vorhanden ist eine dipl. Pflegeperson, welche bei Eintritt des Patienten definiert ist.

Messinstrument Qualitätsstandards «Pflegedokumentation»

Dieses vorliegende Instrument beinhaltet auch die Spalten für die zu erwartenden Antworten und Punkteverteilung. Der Fragebogen, welcher für die Erhebung genutzt wird, enthält diese Spalten nicht.

7.2 Messinstrument zum Qualitätsstandards «Pflegedokumentation»

Beobachten – Pflegeabteilung

Nr.	Schauen Sie auf der Pflegeabteilung nach:	Antwort	Pkt.
S2	Ist auf der Pflegeabteilung eine Handlungsanweisung zum Führen der Pflegedokumenation vorhanden?	☐ ja ☐ nein	ja = 2 Pkt nein = 0 Pkt
S3	Ist auf der Pflegeabteilung eine Liste mit den Namenskürzeln der Mitabeiter vorhanden?	☐ ja ☐ nein	ja = 2 Pkt nein = 0 Pkt
S4	Ist auf der Pflegeabteilung eine Liste mit den standardisierten Abkürzungen der Pflegeabteilung vorhanden?	☐ ja ☐ nein	ja = 2 Pkt nein = 0 Pkt
S5	Ist auf der Pflegeabteilung eine Regelung vorhanden, wie Korrekturen in der Pflegedokumentation vorzunehmen sind?	☐ ja ☐ nein	ja = 2 Pkt nein = 0 Pkt

Beobachten – Pflegedokumentation

Nr.	Schauen Sie in der Pflegedokumentation nach:	Antwort	Pkt.
S1/ P1	Gibt es pro Patient (7 Dokum. prüfen) auf der untersuchten Pflegeabteilung ein standardisiertes Pflegedokumentationssystem mit folgenden Blättern: - Patientenstammblatt - Anamneseblatt - Formblatt für die Dokumentation der Pflegeplanung mit folgender Unterteilung - Pflegeproblem - Ressourcen - Ziele - Pflegemassnahmen - Evaluation - Pflegekurve - Pflegebericht - ärztliches Verordnungsblatt	☐ ja ☐ nein	ja = 2 Pkt nein = 0 Pkt

Nr.	Schauen Sie in der Pflegedokumentation nach:	Antwort	Pkt.
P2.1	Ist jedes Blatt mit folgenden Angaben (Vorname, Name, Geb.-Dat., Blattnr. und aktuellem Datum) ausgefüllt? Pro Dokumentation je ein aufgeführtes Blatt kontrollieren: - Patientenstammblatt - Anamneseblatt - Formblatt für die Dokumentation der Pflegeplanung mit folgender Unterteilung - Pflegeproblem - Ressourcen / Ziele - Pflegemassnahmen - Evaluation - Pflegekurve - Pflegebericht - ärztliches Verordnungsblatt	❑ ja ❑ nein	ja = 2 Pkt nein = 0 Pkt
P2.2	Wurde das Stammblatt innerhalb von 3 Stunden ausgefüllt (s. Spalte Uhrzeit)? Wenn ja, ist es vollständig? Wenn nein, wann war es ausgefüllt?	❑ ja ❑ nein ❑ ja ❑ nein	2 × ja = 2 Pkt 1 × ja = 1 Pkt nein = 0 Pkt
P2.3	Wurde das Anamneseblatt innerhalb von 24 Stunden ausgefüllt? Wenn ja, ist es vollständig? Wenn nein, wann war es ausgefüllt?	❑ ja ❑ nein ❑ ja ❑ nein	2 × ja = 2 Pkt 1 × ja = 1 Pkt nein = 0 Pkt
P2.3	Ist die Person, welche die Dokumentation der Anamnese mit ihrem Namenskürzel versehen hat, die Bezugsperson? (Vergleich – Angabe Bezugsperson auf Stammblatt)	❑ ja ❑ nein	ja = 2 Pkt nein = 0 Pkt
P2.4	Wurde die Pflegeplanung innerhalb von 72 Stunden ausgefüllt? Wenn ja, ist sie vollständig? Wenn nein, wann war sie ausgefüllt?	❑ ja ❑ nein ❑ ja ❑ nein	2 × ja = 2 Pkt 1 × ja = 1 Pkt nein = 0 Pkt
P2.4	Ist die Person, welche die Dokumentation mit ihrem Namenskürzel der Pflegeplanung versehen hat, die Bezugsperson? (Vergleich – Angabe Bezugsperson auf Stammblatt)	❑ ja ❑ nein	ja = 2 Pkt nein = 0 Pkt

P 2.4	Kontrollieren Sie die aufgeführten Pflegeprobleme, ob Sie nach dem PES-Format formuliert sind (alle vorhandenen).	❐ ja ❐ nein	ja = 2 Pkt nein = 0 Pkt
P 2.4	Kontrollieren Sie die Pflegeziele, ob Sie gem. RUMBA-Regel formuliert sind (alle vorhandenen).	❐ ja ❐ nein	ja = 2 Pkt nein = 0 Pkt
P 2.4	Kontrollieren Sie, ob zu jedem definierten Pflegeproblem die weiteren Schritte des Pflegeprozesses dokumentiert sind.	❐ ja ❐ nein	ja = 2 Pkt nein = 0 Pkt

Nr.	Schauen Sie in der Pflegedokumentation nach:	Antwort	Pkt.
P2.4	Kontrollieren Sie, ob zu den definierten Pflegemassnahmen ein Evaluationstermin für die Zielerreichung festgelegt ist.	❐ ja ❐ nein	ja = 2 Pkt nein = 0 Pkt
P2.4	Ist die Evaluation der Pflegemassnahmen schriftlich dokumentiert?	❐ ja ❐ nein	ja = 2 Pkt nein = 0 Pkt
P2.4	Kontrollieren Sie, ob die Durchführung der Pflegemassnahmen täglich dokumentiert oder bestätigt wurde (Verlauf mit Strichen, Häkchensetzen oder Namenskürzel).	❐ ja ❐ nein	ja = 2 Pkt nein = 0 Pkt
P2.5	Sind die ärztlich verordneten Vitalzeichenkontrollen in der Pflegekurve dokumentiert?	❐ ja ❐ nein	ja = 2 Pkt nein = 0 Pkt
P2.5	Stimmen die ärztlich verordneten Vitalzeichenkontrollen mit dem Eintrag in der Pflegekurve überein? (Verordnung und Pflegekurve vergleichen)	❐ ja ❐ nein	ja = 2 Pkt nein = 0 Pkt
P2.5	Sind die ärztlich verordneten Medikamente korrekt in der Pflegekurve dokumentiert (Medikamtenname, Dosierung, Verabreichungsform, Häufigkeit)?	❐ ja ❐ nein	ja = 2 Pkt nein = 0 Pkt
P2.5	Stimmen die ärztlich verordneten Medikamente mit dem Eintrag in der Pflegekurve überein? (Verordnung und Pflegekurve vergleichen)	❐ ja ❐ nein	ja = 2 Pkt nein = 0 Pkt
P2.6	Sind im Pflegebericht (1 Woche kontrollieren) physische/psychische oder soziale Veränderungen dokumentiert?	❐ ja ❐ nein	ja = 2 Pkt nein = 0 Pkt

P2.6	Stimmen die Eintragungen im Pflegebericht farblich mit der Regelung überein? (Datum/Zeit mit Farbe vergleichen)	❏ ja ❏ nein	ja = 2 Pkt nein = 0 Pkt
P2.6/ S3	Sind alle Eintragungen im Pflegebericht mit Namenskürzel, Datum und Uhrzeit versehen?	❏ ja ❏ nein	ja = 2 Pkt nein = 0 Pkt
P4	Werden in der Pflegedokumentation Abkürzungen verwendet? Wenn ja, sind diese standardisiert?	❏ ja ❏ nein	ja = 2 Pkt nein = 0 Pkt
P 5	Kontrollieren Sie die Pflegedokumentation: Wurden Korrekturen vorgenommen? Wenn ja, entsprechen sie den Regelungen?	❏ ja ❏ nein	ja = 2 Pkt nein = 0 Pkt

Befragung Pflegepersonal

Nr.	Fragen Sie die Pflegeperson:	Antwort	Pkt.
P 2.1	Nennen Sie mir die Personalien und Daten, die Sie auf jedem Formblatt des Patientendokumentationssystems eintragen.	❏ Name ❏ Vorname ❏ Geb.-Dat. ❏ Blatt-Nr. ❏ Aktuelles Datum	5 Nennungen = 2 Pkt 3–4 Nennungen = 1 Pkt 1–2 Nennungen = 0 Pkt
P2.2	Bis zu welchem Zeitpunkt muss das Stammblatt vollständig ausgefüllt werden?	❏ 3 h nach Eintritt	diese Antw. 2 Pkt andere = 0 Pkt
P2.3	Bis zu welchem Zeitpunkt muss das Anamneseblatt vollständig ausgefüllt werden?	❏ 24 h nach Eintritt	diese Antw. 2 Pkt andere = 0 Pkt
P2.3	Welche Person führt das Anamnesegespräch mit dem Patienten?	❏ Bezugsperson	diese Antw. 2 Pkt andere = 0 Pkt
P2.4	Bis zu welchem Zeitpunkt muss die Pflegeplanung vollständig dokumentiert sein?	❏ 72 h nach Eintritt	diese Antw. 2 Pkt andere = 0 Pkt
P2.4	Welche Person macht gemeinsam mit dem Patienten die Planung der Pflege und hält diese schriftlich fest?	❏ Bezugsperson	diese Antw. 2 Pkt andere = 0 Pkt
P2.4	Nennen Sie die drei Aspekte, nach denen Sie ein Pflegeproblem formulieren.	PES-Format: ❏ Problem ❏ Etiology ❏ Symptom	alle 3 = 2 Pkt sonst = 0 Pkt

P2.4	Nennen Sie Regel, nach denen Sie ein Pflegeziel formulieren.	❐ RUMBA-Regel	5 Nennungen = 2 Pkt 4 Nennungen = 1 Pkt < 4 Nennung = 0 Pkt
P2.4	Wie oft müssen Sie die Durchführung der Pflegemassnahmen dokumentieren?	❐ mind. 1 × tägl.	diese Antw. 2 Pkt andere = 0 Pkt
P2.6	Bei welchen Ereignissen werden Eintragungen in den Pflegebericht vorgenommen?	❐ physisch ❐ sozial ❐ psychisch	diese Antw. 2 Pkt andere = 0 Pkt
P2.6	Welche Farben nutzen Sie in welcher Schicht für die Eintragungen im Pflegebericht?	❐ Blau – Tagschicht ❐ Grün – Spätschicht ❐ Rot – Nachtschicht	diese Antw. 2 Pkt andere = 0 Pkt
P5	Wenn Sie Korrekturen in der Pflegedokumentation vornehmen müssen – was dürfen sie auf keinen Fall tun?	❐ Tipp-Ex® verwenden ❐ Textstellen überkleben	diese Antw. 2 Pkt andere = 0 Pkt

Befragung Patienten

Nr.	Fragen Sie den Patienten:	Antwort	Pkt.
P2	Wer ist ihre Bezugsperson?	❐ Name	-----
P2.3	Wer hat das Anamnesegespräch mit Ihnen durchgeführt?	❐ Name	Namen übereinstimmend = 2 Pkt, sonst = 0 Pkt
P2.4	Wurde die Pflegeplanung mit Ihnen gemeinsam besprochen?	❐ ja ❐ nein	ja = 2 Pkt nein = 0 Pkt
P2.4	Wer hat die Pflegeplanung mit Ihnen durchgeführt?	❐ Name	Name mit Bezugsperson übereinstimmend = 2, sonst = 0 Pkt

7.3 Qualitätsstandard «Hygienische Händedesinfektion»*

*) Dieser Standard bezieht sich auf die hygienische Händedesinfektion mit Händealkohol (z. B. Sterillium®).

7.3.1 Problembeschreibung

- Kenntnisse bezüglich der Notwendigkeit, der Anwendung und der Wirkung der Händedesinfektion sind nicht ausreichend vorhanden.
- Die Konsequenzen der ungenügenden Händehygiene sind nicht oder nur teilweise bekannt.
- Notwendige Strukturen zur Durchführung der Händedesinfektion sind nicht überall in ausreichendem Mass vorhanden.
- Die hygienische Händedesinfektion wird nicht einheitlich und konsequent durchgeführt.
- Die hygienische Händedesinfektion nimmt im Klinikalltag einen geringen Stellenwert ein.

7.3.2 Ziel des Qualitätsstandards/Begründung, warum dieser Standard entwickelt wird

- Dieser Standard wird entwickelt, um den Status der hygienischen Händedesinfektion zu optimieren und die Übertragung von nosokomialen Infektionserregern zu verhindern.
- Auf nationaler Ebene wird ein Instrument zur Verfügung gestellt, welches für eine einheitliche Durchführung und Überprüfung der hygienischen Händedesinfektion eingesetzt werden kann

7.3.3 Strukturkriterien

1. Der Mitarbeiter hat Kenntnisse über das Ziel der hygienischen Händedesinfektion, d. h. die Abtötung der Keime (transiente Flora), um die Übertragungswege zu unterbrechen.
2. Der Mitarbeiter hat Kenntnisse über das Desinfektionsmittel für die hygienische Händedesinfektion auf alkoholischer Basis (z. B. Sterillium®).
3. Der Mitarbeiter hat Kenntnisse über den Zeitpunkt der Durchführung der hygienischen Händedesinfektion, d. h.:
   - nach Kontakt mit Patienten mit einer (möglichen) Kontamination oder
   - einer Infektion mit nosokomialen Keimen
   - vor Kontakt mit abwehrgeschwächten Patienten (z. B. immunsuppri-miert)

- nach jedem Kontakt mit Körperflüssigkeiten, Sekreten, Ausschei-dungen
- und anderen potenziell infizierten Materialien oder kontaminierten
- Gegenständen (Pflegeutensilien, Niesen, Husten)
- beim Verlassen der Isoliereinheiten/des Zimmers
- Ein- und Ausschleusen zwischen Bereichen mit unterschiedlichem Infektions-risiko/Risikobereiche (IPS/OP)
- nach Toilettenbenutzung
- am Arbeitsende
- nach dem Abziehen von Handschuhen.

4. Der Mitarbeiter hat Kenntnisse über die Einreibemethode für die hygienische Händedesinfektion gemäss CEN EN 1500 (gemäß der Schautafel BDF).
5. Der Mitarbeiter hat Kenntnisse über den Standort der Händedesinfektions-mittelflasche bei der Behandlungspflege (im Umkreis von einem Meter).
6. Der Mitarbeiter hat Kenntnisse über die Folgen bei Nichteinhalten der hygieni-schen Händedesinfektion, d. h. Übertragung nosokomialer Keime auf Personen oder Gegenstände/Mobiliar mit Infektionsgefahr.
7. Der Mitarbeiter hat Kenntnisse über die Richtlinie zur persönlichen Hygiene, bezogen auf die Händedesinfektion:
    - kurze Fingernägel, d. h. nicht länger als die Fingerkuppe
    - keinen Handschmuck (auch keinen Ehering)
8. Der Mitarbeiter hat Kenntnisse über die Massnahmen, welche zur Vorbeugung von Hautproblemen an den Händen zu ergreifen sind.
9. Handwaschungen nur bei optischen Verschmutzungen ausführen.
10. Handpflege mehrmals täglich ausführen:
    - vor dem Auftragen von Händedesinfektionsmitteln die Hände mit Einmal-handtüchern trocknen.
    - Vor dem Einreiben mit Alkohol Puder von Handschuhen abwaschen.
11. Vorhanden ist alkoholisches Händedesinfektionsmittel entweder
- aus Originalgebinde oder
- aus Gebinden zum Wiederbefüllen, mit bestehender Richtlinie zur Aufbereitung und Wiederbefüllung.
12. Vorhanden sind Desinfektionsmittelspender nach Euronorm. Die nachfolgende Liste muss spitalabhängig ergänzt oder gekürzt werden.
    - in jedem Patientenzimmer (inkl. Schleuse)
    - in jedem Badezimmer
    - in jeder Toilette, welche von Patienten oder Krankenhauspersonal benutzt wird
    - in jedem Stationszimmer
    - in der Notfallaufnahme
    - auf der Intensivstation
    - in jedem Diagnostikbereich
    - im OP-Bereich/in der Anästhesieabteilung
    - in jedem Behandlungsraum (physikalische Therapieräume, Räume mit inva-siven Behandlungen, Untersuchungszimmer etc.)

- auf jedem Behandlungswagen (z.B Verbands-, Infusions-, Anästhe-siewagen etc.)
- im chemischen und bakteriologischen Labor
- in der zentralen und dezentralen Küche
- in der Apotheke
- in der Wäscherei/in der Bettenzentrale
- in allen Entsorgungsräumen/Putzräumen
- in jedem Ausguss.

13. Vorhanden ist eine Händedesinfektionsmittelflasche mit alkoholischem Hände-desinfektionsmittel, welches bei Tätigkeiten der Behandlungs-pflege erreichbar ist (im Umkreis von 1 m).

14. Vorhanden ist eine Schautafel BDF – Hygienische Händedesinfektion zur korrekten Durchführung der hygienischen Händedesinfektion.

15. Es existiert eine Einführung/Schulung zur hygienischen Händedesin-fektion.

7.3.4 Prozesskriterien

1. Der Mitarbeiter desinfiziert die Hände:
   - vor aseptisch durchzuführenden Massnahmen (z. B. Verbands-wechsel, Vorbereitung von Injektionen etc.).
   - vor Kontakt mit Katheter/Dränageneinstichstellen und Dränagen.
   - vor der Durchführung invasiver Massnahmen (Injektion, Punktionen).
   - nach Kontakt mit Patienten mit einer (möglichen) Kontamination oder einer Infektion mit pathogenen Keimen.
   - vor Kontakt mit Patienten mit abwehrgeschwächten Patienten (z. B. immun-supprimiert).
   - unmittelbar nach jedem Kontakt mit Körperflüssigkeiten, Sekreten, Aus-scheidungen und anderen potenziell infizierten Materialien oder kontami-nierten Gegenständen (Pflegeutensilien, Niesen, Husten).
   - beim Verlassen von Isoliereinheiten/Zimmern.
   - Ein- und Ausschleusen zwischen Bereichen mit unterschiedlichem Infekti-onsrisiko (IPS/OP).
   - nach Toilettenbenutzungn
   - am Arbeitsenden
   - nach dem Abziehen von Handschuhenn
2. Der Mitarbeiter desinfiziert seine Hände analog der CEN.EN 1500 Richtlinie (Schautafel BDF – Hygienische Händedesinfektion).
3. Der Mitarbeiter hält die Richtlinie «Persönliche Hygiene» ein:
   - trägt kurze Fingernägel (Nagel nicht länger als die Fingerkuppe)
   - kein Handschmuck – auch keinen Ehering.
   -
4. Der Mitarbeiter führt zur Vorbeugung von Hautproblemen an den Händen

folgen e Massnahmen aus:
- Handwaschungen nur bei optischen Verschmutzungen
- Handpflege täglich
- vor dem Auftragen von Händedesinfektionsmittel die Hände mit Einmalhandtüchern trocknen
- Puder auf Händen (vom Handschuhtragen) vor dem Einreiben mit Alkohol abwaschen.
5. Der Mitarbeiter stellt das Desinfektionsmittel bei Massnahmen der Behandlungspflege im Umkreis von 1 Meter auf.
6. Der Mitarbeiter nimmt an der Einführung/Schulung zur hygienischen Händedesinfektion teil.

7.3.5 Ergebniskriterien

1. Der Mitarbeiter hat seine Kenntnisse zur Händedesinfektion angewendet (s. Abschnitt «Strukturkriterien», 1 bis 3)
2. Der Mitarbeiter hat die Hände gemäß der CEN.pr.EN 1500 Richtlinie (Schautafel BDF) desinfiziert.
3. Der Mitarbeiter stellte das Desinfektionsmittel bei Massnahmen der Behandlungspflege im Umkreis von 1 Meter auf.
4. Der Mitarbeiter hat die Richtlinie zur «Persönlichen Hygiene» umgesetzt:
- trägt kurze Fingernägel (Nagel nicht länger als die Fingerkuppe)
- kein Handschmuck – auch kein Ehering.
5. Der Mitarbeiter hat auf Grund der Durchführung der Vorbeugemass-nahmen keine Hautprobleme.
6. Die Strukturkriterien gemäß diesem Standard sind vorhanden.
7. Der Mitarbeiter hat an der Einführung/Schulung zur hygienischen Händedesinfektion teilgenommen

7.2.6 Literatur, die dem Qualitätsstandard «Hygienische Händedesinfektion» zu Grunde liegt

1. Baartmans, P. C. M.; Geng, V. (2000): Qualität nach Mass. Entwicklung und Einführung von Qualitätsstandards im Gesundheitswesen. Verlag Hans Huber, Bern.
2. Bode Chemie GmbH (Hrsg.) (1997): Händedesinfektion im Gesundheits-wesen, Medi Verlagsgesellschaft, Hamburg.
3. Buchrieser, O. (1996): Unzureichende Benetzung als Schwachstelle bei der Durchführung der hygienischen Händedesinfektion. Hyg & Med, 12, 670–673.
4. Burkhardt, F.; Steuer, W. (1989): Infektionsprophylaxe im Krankenhaus. Leitfaden für das Krankenhauspersonal. Georg Thieme Verlag, Stuttgart.

5. Conrad, C. G. (1993): Die hygienische Händedesinfektion. Deutsche Kranken-
    pflegezeitschrift, 7, 495–497.
6. Europäisches Interdisziplinäres Komitee für Infektionsprophylaxe (EURIDIKI)
    (Hrsg.) (1996): Meine Hände sind sauber. Warum soll ich sie desinfizieren? Ein
    Leitfaden zur hygienischen Händedesinfektion. mhp-Verlag GmbH, Wiesbaden.
7. Mallett, J.; Bailey C. (1996): The Royal Marsden NHS Trust. Manual of Clini-
    cal Nursing Procedures. Blackwell Science, London.
8. Neumann, M.; Schuh, T. (1997): Kompendium Krankenhaushygiene. Ein Leit-
    faden für Krankenhauspersonal mit einer Auswahl an Testfragen. Krankenhaus
    der Barmherzigen Brüder, Trier.
9. Robert-Koch-Institut (Bundesinstitut für Infektionskrankheiten und nicht über-
    tragbare Krankheiten) (1994): Richtlinie für Krankenhaushygiene und Infekti-
    onsprävention. Gustav Fischer Verlag, Stuttgart.
10. Sander, J. (Hrsg.) (1996): Händehygiene in der Medizin. J.S. Verlag, Ronnen-
    berg.
11. Schäffler, A.; Menche, N.; Bazlen, U.; Kommerell, T. (Hrsg.) (1997): Pflege
    heute. Lehrbuch und Atlas. Gustav Fischer Verlag, Ulm.
12. Voss, A.; Widmer, A. F. (1997): No Time for Handwashing!? Handwashing
    versus alcoholic rub: Can we efford 100 % compliance. Infection Control and
    Hospital Epidemiology, 18(3), 205–208.
13. Widmer, A. F. (1994): Infection control and prevention strategies in the ICU.
    Intensive Care Medicine, 20, 7–11.

Dieser Qualitätsstandard wurde durch Paul C. M. Baartmans und Veronika Geng im
Auftrag der Firma Beiersdorf AG, Münchenstein, erarbeitet. Er wurde im Rahmen
einer Vernehmlassung dem Vorstand der deutschsprachigen Interessengruppe der
BeraterInnen für Infektionsprävention und Spitalhygiene (dibis) vorgelegt. Des Weiteren sind evidenzbasierte Hinweise aus einer Vernehmlassungsrunde eingeflossen.

Der Qualitätsstandard «Hygienische Händedesinfektion» kann bei der Beiersdorf
AG, Division medical, Aliothstr. 40, CH-4142 Münchenstein, bezogen werden.

7.4 Messinstrument zum Qualitätsstandard «Hygienische Händedesinfektion»

7.4.1 Überprüfung der Struktur- und Prozesskriterien

Station _____ Nr. _____

Nr.	Fragen an den Mitarbeiter	Antwortkategorien	Bewertung
S1*	Nennen Sie mir das Ziel der hygienischen Händedesinfektion.	❑ Abtötung der Keime, um die Infektionskette Patient – Personal – Gegenstände – Patient zu unterbrechen, oder Verhinderung von Keimübertragungen	diese Nennung = 2 Pkt alles andere = 0 Pkt
S2/P 2	Nennen Sie mir das Mittel, mit dem Sie die Händedesinfektion durchführen.	❑ Händealkohol (Sterillium)®	diese Nenn. = 2 Pkt alles andere = 0 Pkt
S3/P 1	Wann führen Sie die hygienische Händedesinfektion durch?	❑ vor aseptisch durchzuführenden Massnahmen (z. B. Verbandwechsel, Vorbereitung von Injektionen etc.) ❑ vor Kontakt mit Katheter/Dränageeinstichstellen und Dränagen ❑ vor der Durchführung invasiver Massnahmen (Injektion, Punktionen etc.) ❑ nach Kontakt mit Patienten mit (möglicher) Kontamination/einer Infektion mit pathogenen Keimen ❑ vor Kontakt mit abwehrgeschwächten Patienten (immunsupprimiert) ❑ nach jedem Kontakt mit Körperflüssigkeiten, Sekreten, Ausscheidungen und anderen potenziell infizierten Materialien oder kontaminierten Gegenständen (Pflegeutensilien, Niesen, Husten) ❑ beim Verlassen von Isoliereinheiten/Zimmern	10–11 Nennungen = 2 Pkt 7–10 Nennungen = 1 Pkt weniger als 7 Nennungen = 0 Pkt

*) Die gestellte Frage gehört zu dem Strukturkriterium 1. Bei i Nennungen von zwei Nummern (z. B. S2/P2) kann mit der Frage sowohl das Strukturkriterium als auch das Prozesskriterium erhoben werden. Das Ergebnis der beiden wird für das Ergebniskriterium addiert.

		☐ Ein- und Ausschleusen zwischen Bereichen mit unterschiedlichem Infektionsrisiko/Risikobereiche (IPS/OP) ☐ nach Toilettenbenutzung ☐ am Arbeitsende ☐ nach dem Tragen von Handschuhen	
S4/P 2	Bitte führen Sie mit dem Didaktosept®* Set eine korrekte Händedesinfektion analog CEN pr. EN 1500 durch	Durchführung gemäss Schautafel BDF ☐ ja ☐ nein	ja = 2 Pkt nein = 0 Pkt
	Testen Sie mit einer Lampe für fluoreszierende Farben, ob folgende Hautstellen benetzt sind:	☐ Ganze Finger inkl. Fingerkuppen ☐ Nagelbett/Falz ☐ Zwischenfingerräume ☐ Daumen ☐ Handinnenflächen ☐ Handrücken bis zum Handgelenk	alle Hautstellen benetzt = 2 Pkt nicht alle Hautstellen benetzt = 0 Pkt
S5/S 11/P 5	Wissen Sie, wo sich das Desinfektionsmittel bei der Behandlungspflege befinden sollte?	☐ im Umkreis von 1 Meter	diese Nenn. = 2 Pkt alles andere = 0 Pkt
S 6	Nennen Sie die Folgen, wenn Sie die Händedesinfektion nicht durchführen.	☐ Keimübertragung ☐ Verschleppung ☐ Infektionen	eine dieser Nennungen = 2 Pkt alles andere = 0 Pkt
S 7	Nennen Sie 2 wichtige Aspekte der persönlichen Hygiene, bezogen auf die Händedesinfektion.	☐ kurze Fingernägel, d. h. nicht länger als die Fingerkuppe ☐ keinen Handschmuck/keinen Ehering	2 Nenn. = 2 Pkt alles andere = 0 Pkt
P3	Kontrollieren Sie die Hände der befragten Person. Hat sie:	kurze Fingernägel, d. h. sind sie nicht länger als die Fingerkuppe ☐ ja ☐ nein keinen Handschmuck/auch keinen Ehering ☐ ja ☐ nein	$2 \times$ ja = 2 Pkt alles andere = 0 Pkt

*) Händealkohol, mit fluoreszierendem Farbstoff versetzt = Didaktosept® = Fluorosept, der Mundipharma, Pharmaceutical Company, Basel

S8/P 4	Nennen Sie die Massnahmen, welche Sie zur Vorbeugung von Hautproblemen an den Händen ergreifen.	❏ Handwaschungen nur bei optischen Verschmutzungen ausführen ❏ Handpflege mehrmals täglich ausführen ❏ Vor dem Auftragen von Händedesinfektionsmittel die Hände mit Einmalhandtuch trocknen ❏ Puder von Handschuhen vor dem Einreiben mit Alkohol abwaschen	4 Nenn. = 2 Pkt 3 Nenn. = 1 Pkt alles andere = 0 Pkt
S12	Kennen Sie die Schautafel BDF zur hygienischen Händedesinfektion?	❏ ja ❏ nein Wenn ja, wo befindet sich diese? _____	ja + wissen wo = 2 Pkt alles andere = 0 Pkt
P6/S 13	Haben Sie an der Schulung/Einführung zur hygienischen Händedesinfektion teilgenommen?	❏ ja ❏ nein Wenn nein, warum nicht? _____	ja = 2 Pkt alles andere = 0 Pkt

Fragen an die hygieneverantwortliche Person (evtl. auch Hauswirtschafliche Leitung oder Einkauf)	**Antwort**	**Bewertung**
S9	Kaufen Sie das alkoholische Desinfektionsmittel in Originalgebinden oder in grossen Gebinden ein, welche Sie selbst abfüllen?	❏ a) Originalgebinde ❏ b) Grosse Gebinde und Selbstabfüllung	wenn a) = 2 Pkt, sonst: Zusatzfrage
	wenn b): Woran orientieren Sie sich bei der Aufbereitung?	❏ Richtlinie zur Aufbereitung der Desinfektionsmittelflaschen	diese Nennung = 2 Pkt, alles andere = 0 Pkt
S1 3	Existiert eine Einführung/Schulung zum Thema hyg. Händedesinfektion?	❏ ja ❏ nein Wenn nein, warum nicht? _____	ja = 2 Pkt alles andere = 0 Pkt

Fragen an den Patienten	Antwort	Bewertung
S11/ P5	Wo befindet sich das Händedesinfektionsmittel, wenn die Pflegeperson einen Verband wechselt, einen Katheter legt oder andere Pflegemassnahmen durchführt?	❑ a) auf dem Nachttisch ❑ b) auf dem Verbandswagen ❑ Ich weiss es nicht (Antwort wird nicht bewertet)	Nennung a) oder b) = 2 Pkt alles andere = 0 Pkt
S3	Haben Sie eine Wunde, die mit einem Verband versorgt wird? ❑ ja, dann ➜ ❑ nein (Frage wird nicht bewertet)	Führt die Person, die den Verband wechselt, vor dem Verbinden eine Händedesinfektion durch? ❑ ja, immer ❑ nicht immer ❑ nein ❑ Ich weiss es nicht (Antwort wird nicht bewertet)	ja, immer = 2 Pkt nicht immer = 1 Pkt Nein = 0 Pkt
S3/P 1	Werden Sie katheterisiert? ❑ ja, dann ➜ ❑ nein (Frage wird nicht bewertet)	Führt die katheterisierende Person vor dem Katheterisieren eine Händedesinfektion durch? ❑ ja, immer ❑ nicht immer ❑ nein ❑ Ich weiss es nicht (Antwort wird nicht bewertet)	ja, immer = 2 Pkt nicht immer = 1 Pkt nein = 0 Pkt
S3/P 1	Erhalten Sie Spritzen? ❑ ja, dann ➜ ❑ nein (Frage wird nicht bewertet)	Führt die Person, die die Spritze verabreicht, eine Händedesinfektion durch, bevor sie Ihnen die Spritze gibt? ❑ ja, immer ❑ nicht immer ❑ nein ❑ Ich weiss es nicht (Antwort wird nicht bewertet)	ja, immer = 2 Pkt nicht immer = 1 Pkt nein = 0 Pkt
S3/P 1	Haben Sie eine Infusion? ❑ ja, dann ➜ ❑ nein (Frage wird nicht bewertet)	Führt die Person, die die Infusionsflasche wechselt, vor dem Wechseln von Infusionflaschen eine Händedesinfektion durch? ❑ ja, immer ❑ nicht immer ❑ nein ❑ Ich weiss es nicht (Antwort wird nicht bewertet)	ja, immer = 2 Pkt nicht immer = 1 Pkt nein = 0 Pkt

Beobach-ten/Kontrollieren		Antwort	Bewertung
S10	Kontrollieren Sie, ob in den nebenan aufgeführten Zimmern und Bereichen Desinfektionsmittelspender vorhanden sind.

Diese Überprüfung richtet sich nach den baulichen und strukturellen Gegebenheiten eines jeden einzelnen Spitals. Diese Überprüfung ist ein Vorschlag, wie man das Kriterium überprüfen kann. | ❑ in jedem Patientenzimmer (inkl. Schleuse) von jeder Abteilung mindestens ein Patientenzimmer aus folgenden Kategorien überprüfen, d. h. ein Einzelzimmer, ein Zweierzimmer, ein Mehrbettzimmer usw.
❑ in jedem Badezimmer (pro Abteilung 1 Kontrolle pro Kategorie)
❑ in jeder Toilette, die von Patienten oder Krankenhauspersonal benutzt wird (pro Abteilung 1 Kontrolle)
❑ in jedem Stationszimmer (pro Abteilung 1 Kontrolle)
❑ in der Notfallaufnahme (1 Kontrolle)
❑ auf der Intensivstation (jedes Patientenzimmer + Medikamtenrichtplatz)
❑ in jedem Diagnostikbereich (pro Bereich 1 Kontrolle)
❑ im OP-Bereich (Kontrolle in Garderobe, WC und Händewaschplatz, Patientenschleuse)
❑ in der Sterilisation – 1 Kontrolle Übergang Schmutzzone – Sterilzone
❑ in der Anästhesieabteilung (abhängig von der Grösse)
❑ in jedem Behandlungsraum (physikalische Therapieräume, Räume für invasive Behandlungen, Untersuchungszimmer etc.) 1 Kontrolle pro Therapie
❑ auf jedem Behandlungswagen (z.B Verbands-, Infusions-, Anästhesiewagen etc.) (1 Kontrolle pro Abteilung)
❑ im chemischen und bakteriologischen Labor (abhängig von der Grösse)
❑ in der zentralen und dezentralen Küche (Kontrolle in jeder dezentralen Küche und in der Grossküche)
❑ in der Apotheke (1 Kontrolle)
❑ in der Wäscherei (abhängig von der Grösse – 1 Kontrolle Übergang Schmutzzone – Sauberzone) | 90–100 % der anwendbaren Kriterien = 2 Pkt

80–90 % der anwendbaren Kriterien = 1 Pkt

alles andere = 0 Pkt |

		❏ in der Bettenzentrale (abhängig von der Grösse – 1 Kontrolle Übergang Schmutzzone – Sauberzone) ❏ alle Entsorgungsräume/Putzräume (Kontrolle pro Abteilung) ❏ in jedem Ausguss (Kontrolle pro Abteilung)	
S10	Entsprechen die begutachteten Desinfektions-mittelspender den Anforderungen der Euronorm?	❏ ja, alle ❏ teilweise ❏ nein, keiner	ja, immer = 2 Pkt teilweise = 1 Pkt nein = 0 Pkt

Das vorliegende Messinstrument ist eine Variante, wie die Qualität überprüft werden kann. Eine weitere Möglichkeit ist, den Prozess der hygienischen Händedesinfektion zu beobachten und 1:1 mit der Handlungsanweisung «Hygienische Händedesinfektion» zu vergleichen.

Literatur

Abderhalden, C. (1999): Evidence based practice and research utilisation. Kursunterlagen. Weiterbildungszentrum für Gesundheitsberufe SRK, Aarau.

Anderson, C. A. (1996): Ethics Committees and Quality Improvement. A necessary Link. Journal of Nursing Care Quality, 11 (1), 22–28.

Baartmans, P. C. M. (1997): Die Entwicklung und Anwendung eines zentralen Messinstrumentes zur Überprüfung der Pflegequalität im Schweizer Paraplegiker-Zentrum. Abschlussarbeit, Universität Maastricht.

Baartmans, P. C. M. (1998): Pflegequalität. Wer bestimmt die Anforderungen? NOVA (Schweizerischer Berufsverband der Geriatrie-, Rehabilitations- und Langzeitpflege), 29 (2), 9–12.

Baartmans, P. C. M. (2004) Unterrichtsunterlagen «Master in Nursing Science», Aarau

Baartmans, P. C. M.; Geng, V. (1996): Die Entwicklung von handlungsspezifischen Qualitätskriterien/Pflegestandards. Internes Papier. SPZ Nottwil.

Baartmans, P. C. M.; Geng, V. (2000): Entwicklung und Umsetzung eines Qualitätskonzeptes mit zentralen und dezentralen Aspekten. Pflege (13), 3; 139–144.

Badura, B.; Feuerstein, G. (1994): Systemgestaltung im Gesundheitswesen. Juventa Verlag, Weinheim.

Baird, R.; Cadenhead, S.; Schmele, J. (1993): The Implementation of Total Quality in Healthcare. St. Lucie Press, Delray Beach, Florida, 91–102.

Baker, R. (1993): Avedis Donabedian. An interview. Quality in Health Care, 2, 40–46.

Beaglehole, R.; Bonita, R.; Kjellström, T. (1997): Einführung in die Epidemiologie. Verlag Hans Huber, Bern.

Benner, P. (1994): Stufen zur Pflegekompetenz. From novice to expert. Verlag Hans Huber, Bern.

Berwick, D. M. (1999): Escape Fire; Lessions for the future of health care. The Common Wealth Fund, New York.

Bouter, L. M.; Dongen, M. C. J. M. van (1991): Epidemiologische onderzoek. Opzet en interpretatie. Houten/Zaventem, Bohn Stafleu Van Loghum.

Boy, J.; Dudek, C.; Kuschel, S. (1996): Projektmanagement. Gabal Verlag, Offenbach.

Brassard, B.; Ritter, D. (1994): Der Memory Jogger II. GOAL/GPC, Methuen, Massachusetts.

Brauchlin, E.; Heene, R. (1995): Problemlösungs- und Entscheidungsmethodik. Eine Einführung. Paul Haupt Verlag, Bern.

Bruhmann, J. (1998): Benchmarking oder Outsourcing. Jahresbericht. BSG Unternehmensberatung, St. Gallen.

Bruhn, M. (1996): Qualitätsmanagement für Dienstleistungen. Springer Verlag, Heidelberg.

Buzan, T.; Buzan B. (1997): Das Mind MAP Buch. Die beste Methode zur Steigerung ihres geistigen Potentials. mvg-verlag, Landsberg a. L.

Campbell, S.; Braspenning, J.; Hutchinson, A.; Marshall, M. (2003): Research Methods used in Developing and Applying Indicators in Primary Care. BMJ Apr 12; 326 (7393): 816–819.

CBO (1996): Cursusboek kwaliteitstoetsing eestelijns fysiotherapie, CBO, Utrecht

Chrzanowski, R.; Kocher, G. (Hrsg.) (1993): Qualitätssicherung im Gesundheitswesen. Schweizer Gesellschaft für Gesundheitspolitik, Muri.

Claus L. (1991): Total Quality Management: A Healthcare Application. Total Quality Management, 2 (2) 131–148.

Crosby, P. (1995): Qualität ist und bleibt frei. Ueberreuter Verlag, Wien.

Crow, R. (1981): Research and standards of nursing care. Journal of Advanced Nursing, 6, 491–496.

Czarnecki, M. T. (1996): Benchmarking, a data-oriented look at improving health care performance. International Journal of Care Quality, 10 (3), 1–6.

Daschner, F. (Hrsg.) (1997): Praktische Krankenhaushygiene und Umweltschutz. Springer Verlag, Heidelberg.

Dean-Baar, C. R. R. N. (1993): Application of the new ANA framework for nursing practice, standards and guidelines. Journal of Nursing Care Quality, 8, 33–42.

Degenaar, A. L.; Smits, M. J. (1988): Het proces van operationaliseren. Jaarwerkstuk. Rijksuniversiteit Limburg, Maastricht.

Deutsches Netzwerk für Qualitätsentwicklung in der Pflege (Hrsg.) (2002): Expertenstandard Dekubitusprophylaxe in der Pflege, Entwicklung – Konsentierung – Implementierung. Fachhochschule Osnabrück, Osnabrück.

Diekmann, A. (2004): Empirische Sozialforschung, Rowohlt Verlag, Reinbek.

Doenges, E. M.; Moorhouse, M. F. (1995): Pflegediagnosen und Massnahmen. 2. Aufl., Verlag Hans Huber, Bern

Donabedian, A. (1968): Promoting Quality through evaluating the Process of Patient Care. Medical Care, Vol. 6, No. 2, 181–202.

Donabedian, A. (1989): Institutional and professional responsibilities in quality assurance. Quality Assurance in Health Care, 1 (1), 3–11.

Donabedian, A. (1980): Explorations in quality assessment and monitoring Vol. 1. The definition of quality and approaches to its assessment. Health Administration Press, Michigan.

Donabedian, A. (1982): An Exploration of Structure, Process and Outcome Approaches to Quality Assessement. Health Administration Press, Michigan.

Donabedian, A. (1982): Explorations in quality assessment and monitoring Vol. 2. The criteria and standards of quality. Health Administration Press, Michigan.

Donabedian, A. (1988): The quality of care, how can it be assessed? JAMA, 260, 1743–1748.

Dozier, A. M. (1998): Professional Standards. Linking care, competence and quality. Journal of Nursing Care Quality, 12 (4), 22–29.

Duden (2004): Die deutsche Rechtschreibung. 23. Aufl., Dudenverlag, Mannheim.

EFQM: www.deutsche-efqm.de; Stand: 15.5.2005

EN ISO Norm 8402 (1994): Qualitätsmanagement – Begriffe. Beuth Verlag, Berlin.

EN ISO 9001 (1994): Qualitätsmanagement-Systeme; Modell zur Qualitätssicherung. QM-Darlegung in Design, Entwicklung, Produktion, Montage und Wartung. Beuth Verlag, Berlin.

EN ISO 9004-2 (1994): Qualitätsmanagement und Elemente eines Qualitätssicherungssystems, Teil 2. Leitfaden für Dienstleistungen. Beuth Verlag, Berlin.

EN ISO 10013 (1994): Leitfaden für die Erstellung von Qualitätsmanagement-Handbüchern. Beuth Verlag, Berlin.

Ettema, R. (1993): De impact van de eerste verpleegkundige richtlijn. Kwaliteit & Zorg, 3, 100–110.

Falk, J.; Kerres, A. (1995): Die DIN ISO 9000 im Gesundheitswesen. Pflegemanagement, (5) 4, 12-18

Flerchinger, C.; Prakke, H.; Baartmans, P. C. M.; Geng, V. (1999): Qualitätsentwicklung in der Pflege. Zwei Beispiele. PR-InterNet, 3, 79–82.

Fletcher, J. (1997): Do nurses really care? Some unwelcome findings from recent research and inquiry. Journal of Nursing Management, 5, 43–50.

Frank, O. (2005) Qualitätssicherung – auch aus der Sicht der Patienten. Schweizerische Ärztezeitung, (86) 6, 353–355

Geng, V. (1998): Entwicklung von Qualitätsstandards. Ein Instrument für die dezentrale Erhebung der Pflegequalität. NOVA (Schweizerischer Berufsverband der Geriatrie-, Rehabilitations- und Langzeitpflege), 29 (2), 13–17.

Geng, V. (1997): Patientenzufriedenheit im Blickpunkt. Erarbeitung einer Methode zur Erhebung der Patientenzufriedenheit. Projektarbeit, Schweizer Paraplegiker-Zentrum Nottwil, Nottwil.

Gerlach, F. M. (2001): Qualitätsförderung in Praxis und Klinik, Eine Chance für die Medizin. Georg Thieme Verlag, Stuttgart.

Giebing, H. (1985): De afdelingsgebonden toetsing van het verpleegkundige handelen. Tijdschrift voor Ziekenverpleging, 20, 39.

Giebing, H. (1988): Toetsing en verbetering van de zorgkwaliteit. Verpleegkunde. De Tijdstroom, Lochem.

Giebing, H.; Francois-Kettner, H. (1996): Pflegerische Qualitätssicherung. Neicanos Verlag, Bocholt.

Goerres, S. (1999): Qualitätssicherung in der Pflege und Medizin. Verlag Hans Huber, Bern.

Grol, R.; Lawrence, M. (1995): Quality improvement by peer review. Oxford University Press, Oxford.

Grol, R. (1995): Kwaliteitsbevordering voor en door huisartsen. Nederlands Huisartsen Genootschap, Utrecht.

Hacker, S. K.; Jouslin de Noray, B.; Johnston, C. (2001): Standardization versus Improvement. Approach for Changing Work Process Performance. European Quality Publications, London.

Harteloh, P. P. M.; Casparie, A. F. (1994): Kwaliteit van zorg, Van een zorginhoudelijke benadering naar een bedrijfsmatige aanpak. De Tijdstroom, Utrecht.

Hendriks L, Hollands L, ter Heine-van Oosterum B, Oostrik H, den Hartog W, Buiting M. (1997): Elementen van Kwaliteitszorg: Begrippen en opvattingen over kwaliteitszorg, Transferpunt vaardigheidsonderwijs, Amstelveen,

Higginbottom, M. J.; Hurst, K. (2001): Quality Assuring in Therapy Service, International Journal of Health Care Quality Assurance, 14 (4), 149–156

Hollands, L.; Bergen, B. van; Degenaar, A.; Smits, M.; Veen, G. de (1990): Het meten van verpleegkwaliteit in de zwakzinnigenzorg. De Tijdstroom, Lochem.

Hollands, L. (1998): Internationale Qualitätssicherung im Entwicklungsprozess, Kulturelle Unterschiede. Referat, Frankfurt am Main.

Hollands, L. (2003) Unterrichtsunterlagen «Master in Nursing Science», Aarau

Hollands, L.; Prakke, H. (1996): Referat «Qualitätsprüfung auf Station». Frankfurter Gespräch «Krankenhausökonomie», Frankfurt.

Hollands, L.; Hendriks, L.; Ariëns, H. (2000): Elementen van Kwaliteitszorg, Begrippen en opvattingen over kwaliteitszorg. Transferpunt Vaardigheidsonderwijs, Maastricht.

Hornung, A. (1996): Kreativitätstechniken. Buch und Zeit Verlagsgesellschaft mbH, München.

Imai, M. (1994): Kaizen. Der Schlüssel zum Erfolg der Japaner im Wettbewerb. Ullstein Verlag, Berlin.

Institute of Medicine (1999): To Err is Human: Building a safer Health System. National Academic Press, Washington.

Institute of Medicine (2001): Crossing the Quality Chasm: A new Health Care System for the 21th Century. National Academic Press, Washington.

Juchli, L. (1994): Pflege. Praxis und Theorie der Gesundheits- und Krankenpflege. Georg Thieme Verlag, Stuttgart.

Juchli, L. (1997): Pflege. Praxis und Theorie der Gesundheits- und Krankenpflege. Georg Thieme Verlag, Stuttgart.

Kamiske, G. F.; Brauer, J.-P. (1995): Qualitätsmanagement von A–Z. Carl Hanser Verlag, München.

Kassirer, J. P. (1993): The quality of care and the quality of measuring it. The New England Journal of Medicine, 19 (21), 1263–1265.

Katz, J.; Green, E.; Buckley-Viertel, D. (Hrsg.) (1996): Qualitätsmanagement. Überprüfung und Bewertung des Pflegedienstes. Ullstein Mosby, Berlin, Wiesbaden.

Kaufmann, M.; Staender, S.; von Below, G.; Brunner, H. H.; Portenier, L.; Scheidegger, D. (2002): Computerbasiertes anonymes Critical Incident Reporting: ein Beitrag zur Patientensicherheit. Schweizerische Ärztezeitung, 83 (47), 2554–2558.

Kazandjan, V. A.; Wood, P.; Lawthers, J. (1995): Balancing science and practice in indicator development. International Journal Quality in Health Care, 7 (1), 39–46.

Kelley, E.; Ashton, J.; Bornstein, T. (2001): Applying Benchmarking in Health. Center for Human Servicesm Bethesda

Kitson, A.; Harvey, G.; Hyndman, S.; Yerrell, P. (1994): Criteria formulation and application. An evaluative framework. International Journal of Nursing Studies, 31(2), 155–167.

Kniess, M. (1995): Kreatives Arbeiten. Methoden und Übungen zur Kreativitäts-steigerung. C. H. Beck Verlag, München.

Koch, T. (1992): A review of nursing quality assurance. Journal of Advanced Nursing, 17, 785–794.

Kromwijk, G.; Donker, M. (1991): Intercollegiale kwaliteitszorg. Nederlands centrum voor Geestelijke volksgezondheid, Utrecht.

KVG (Bundesgesetz und Verordnung über die Krankenversicherung) (1994): Bern.

Lang, N. (1976) Modell for Quality Assurance in Nursing in: Vansell Davidson S. PSRO utilization and audit in patient care. CV Mosby, St. Louis

Langley, G. J.; Nolan, K. M.; Nolan, T. W.; Norman, C. L.; Provost, L. P. (1996): The Improvement Guide – A Practical Approach to Enhancing Organizational Performance. Jossey Bass Wiley, New Jersey.

Lam, E. (1994): Benchmarking best practice. Nursing Times, 46, 48–51.

Lesnik und Anderson (1955)

Lipp, U.; Will, H. (1996): Das grosse Workshop-Buch. Konzeption, Inszenierung und Moderation von Klausuren, Besprechungen und Seminaren. Belz Verlag, Weinheim.

Lorrie Yoos, H.; Malone, K.; McMullen, A.; Richards, K.; Rideout, K.; Schultz, J. (1997): Standards and practice guidelines as the foundation for clinical practice. Journal of Nursing Care Quality, 11 (5), 48–54.

Lustig, E. (1998): Konzeptuelle Überlegungen für das Arbeiten mit Pflegestandards. Pflege, 11, 199–205.

Luthert, J.; Robinson, L. (1993): Manual of Standards of Care. Chapter two, defining quality, standard writing. 12–18, Blackwell Science, London

Marr, H.; Giebing, H. (1994): Quality assurance in nursing. Campion Press Limited, Edinburgh.

Marwick, J.; Grol, R.; Borgiel, A. (1992): Quality assurance for family doctors. George Jeffery & Co, Wellington, New Zealand.

Massoud, R.K, ; Askov, K.; Reinke, J.; Miller Franco, L. M. ; Bornstein, T.; Knebel, E.; MacAulay, C. (2001): A Modern Paradigm for Improving Healthcare Quality. QA Monograph Series 1 (Bethesda) MD: Published for the U.S. Agency for International Development by the Quality Assurcance Project.

Maxwell, R. J. (1984): Quality Assessment in Health. British Medical Journal, 288 (12), 1470–1472.

Möller, J. (2001): Methoden zur Bewertung der Qualität im Gesundheitswesen – ein Überblick. Gesundheitsökonomie und Qualitätsmanagement (5), 6, 25–33.

Müller-Angst, M. (1993): Qualitätssicherung im Akutspital. Pflegestandards. Qualitätssicherung im Gesundheitswesen. Schweizer Gesellschaft für Gesundheitspolitik, Muri.

Nabitz, U.; Polak, H. (2004): De Kunst von Kwaliteit, Handreikingen voor het gebruik van HKZ en INK in de zorg. SWP, Amsterdam.

NAQ-Arbeitsgruppe, Qualitätsterminologie, 1998, Aarau

Noelle, E. (1963) Umfragen in der Massengesellschaft. Einführung in die Methoden der Demoskopie. Rowohlt, Reinbeck,

Phaneuf M.C. (1976): The nursing audit for evaluation of patient care. Tijdschr Ziekenverpl. Oct 19; 29(21) 1007–10.

Polit, D. F.; Hungler, B. P. (1991): Nursing Research, Principles and Methods. J. B. Lippincott Company, Philadelphia. Dt. Übers. bei Verlag Hans Huber, Bern, 2004.

Prakke, H. ; Flerchinger, C. (1999) Qualitätsentwicklung; Allgemeine Qualitätskritierein für die Pflege im Krankenhaus, Hans Huber, Bern

Reinecke, J. (1991): Interviewer- und Befragtenverhalten. Theoretische Ansätze und methodische Kompetenz. Westdeutscher Verlag, Opladen.

Rhinehart, E. (1997): Health care consumer report cards. What do patients and families really want to know? What should they want to know? Journal of Nursing Care Quality, 11 (6), 38–41.

Rohrbach, B. (1969) Kreativ nach Regeln: Methode 6-3-5 – eine Technik zum Lösen von Problemen, Absatzwirtschaft 10, 73–76

Runge, J. H. (1995): Schlank durch Total Quality Management. Campus Verlag, Frankfurt.

Sackett, I. D.; Richardson, W. S.; Rosenberg, W.; Haynes, B. R. (1997): Evidence-based Medicine. How to Practice and Teach EBM. Churchill Livingstone, New York.

SBK – Schweizer Berufsverband der Krankenschwestern und Krankenpfleger (1990): Qualitätsnormen zur Ausübung der Gesundheits- und Krankenpflege. Bern.

Schlicksupp, H. (1977): Kreative Ideenfindung in der Unternehmung. Methoden und Modelle, de Gryter, Berlin/New York

Schlicksupp, H. (1989): Innovation, Kreativität & Ideenfindung, 3. Auflage, Vogel, Würzburg

Schmidli-Bless, C. (1995): Qualitätssicherung in der Pflege an einem Kantonsspital. Pflege, 8 (4), 324–332.

Schroeder, G. (1999): Evidence based nursing (EBN). Die Schwester, der Pfleger, 38 (4), 272.

Schröder, P. (1998): Qualitätsentwicklung im Gesundheitswesen. Konzepte, Programme und Methoden des Total Quality Management. Verlag Hans Huber, Bern.

Seifert, J. W. (1992): Visualisieren – Präsentieren – Moderieren. Gabal Verlag, Speyer.

Sigle, J. M. (1997): AG Klinische Ökonomie. Kursunterlagen. Universität Ulm, Ulm.

Simon, W. (1996): Die neue Qualität der Qualität. Gabal Verlag, Speyer.

Singer, E.; Presser, S. (Hrsg.) (1989): Survey research methodes. A reader. University of Chicago Press, Chicago.

Smith, R. (1996): Beyond quality to improvement, the next phase. Kwaliteit & Zorg, 4, 97–99.

Sokal, R. (1974): Classification. Purposes, Principles, Progress, Prospects. Science, 185, 1115–1123.

Thomas Hegyvary, S. (1978): Evaluation of quality in the patient care system, in Retzler A, ; Stevens B., The Nurse Evaluator in Education and Service, 191–204. McGraw and Hill, Maidenhead.

Trede, I. (1997): Von babylonischen Sprachverwirrungen. Pflege, 10, 262–272.

Van Bergen, B.; Hollands, L.; Nijhuis, H. (1980): De ontwikkeling van een kwaliteits-profiel. Een methode voor het beoordelen van verpleegkundig handelen. De Tijdstroom, Lochem.

Van Lingen, B.; Hollands, L.; Van Bergen, B.; Lemmen, T.; Visser, G. (1990): Kwaliteit van verpleegkundige zorg in verpleeghuizen. De Tijdstroom, Lochem.

Van Lingen, B.; Hollands, L.; Van Bergen, B.; Lemmen, T.; Visser, G. (1990): Kwaliteit van verpleegkundige zorg in verpleeghuizen, een meetinstrument. De Tijdstroom, Lochem.

Veska Ausbildungszentrum (1996): Leitfaden zum Qualitätsmanagement. Veska, Aarau.

Viethen, G. (1995): Qualität im Krankenhaus. Schattauer Verlag, Stuttgart.

Visser, G.; Bekker, J. de (1993): Quality Requirements in Nursing Departments. Development and Use of a General Framework. Quality Assurance in Health Care, 5 (3), 255–25.

Visser, G.; Hollands, L.; Bekker, J. de; Van Bergen, B. (1992): Beslagen ten eis. Ontwikkeling en gebruik van referentiekaders voor verpleegkwaliteit in algemene ziekenhuizen. De Tijdstroom, Lochem.

Von Kroge, S. (2002): www.home.t-online.de/s.vonkroge/aedl5htm

Wentink, T. (2002): Kwaliteitsmanagement en organisatieontwikkeling, Lemma, Utrecht.

WHO, Regionalbüro für Europa (1988): The organization of quality assurance. Report on a WHO workinggroup. Kopenhagen.

WHO, Regionalbüro für Europa (1999): Health 21, The health for all policy framework fot the WHO European Region. European Health for All Series No. 67, An outcome oriented health sector, Kopenhagen.

Williamson, J. W. (1982): Principles of quality assurance and cost containment in health care. Jossey-Bass Publishers, San Francisco

Wittgenstein, L. (1981): Philosophische Untersuchungen, Frankfurt am Main 1981.

Woolf, S. H. et al. (1990): Assessing the clinical effectiveness of preventive maneuvers. Analytic principles and systematic methods in reviewing evidence and developing clinical practice recommendations. Journal of Clin. Epidemiol., 43 (9), 891–905.

Woolf, S. H. (1998): Do clinical practice guidelines define good medical care? Disease Managment of Pulmonary Infections, 3, 166–171.

Woolf, S. H. (1990): Practice Guidelines. A new reality in medicine. 1. Recent developements. Arch. Intern. Med., 150 (9), 1811–1818.

Woolf, S. H. (1992): Practice Guidelines. A new reality in medicine. 2. Methods of developing guidelines. Arch. Intern. Med., 152 (5) 946–952.

Woolf, S. H. (1993): Practice Guidelines. A new reality in medicine. 3. Impact on patient care. Arch. Intern. Med., 153, 2646–2655.

http://www.c-i-a.com/pr0305.htm; Stand:20. 5. 2005

www.clickz.com/stats/sectors/geographics/print.php/151151; Stand: 16.3.2005.

www.cochrane.ch Stand: 20.05.2005

www.uni-duesseldorf.de/AWMF/11/11_metho.htm; Stand: 8.8.2005.

www.leitlinien.net; zuletzt aktualisiert 20.12.2004

Sachregister